AF568832

Sonja Ariel von Staden

Das Power-Handbuch für Krisenzeiten

Chaotische Phasen sinnvoll meistern

Smaragd Verlag

Die in diesem Buch enthaltenen Informationen sollen der Aufklärung dienen und ersetzen keine medizinische Diagnose, ärztliche Verordnung oder Behandlung. Sie ersetzen auch nicht den Besuch bei einem Arzt oder Heilpraktiker. Der Inhalt ist allenfalls als Begleiung und Ergänzung zu einem vernünftigen und verantwortungsvollen Gesundheitsprogramm gedacht. Autorin und Verlag übernehmen für unsachgemäßen Gebrauch keine Haftung.

Bitte fordern Sie unser kostenloses Verlagsverzeichnis an:

Smaragd Verlag e.K.
Brückenstraße 25
D-56269 Dierdorf
Tel.: 02689-92259-10
Fax: 02689-92259-20
E-Mail: info@smaragd-verlag.de
www.smaragd-verlag.de

Oder besuchen Sie uns im Internet unter der obigen Adresse und melden Sie sich für unseren Newsletter an.

Erste Auflage: Juni 2020

Umschlaggestaltung: preData
Satz: Gaby Heuchemer
Druck: CPI books GmbH, Leck
ISBN 978-3-95531-195-7

Inhalt

Kapitel 7

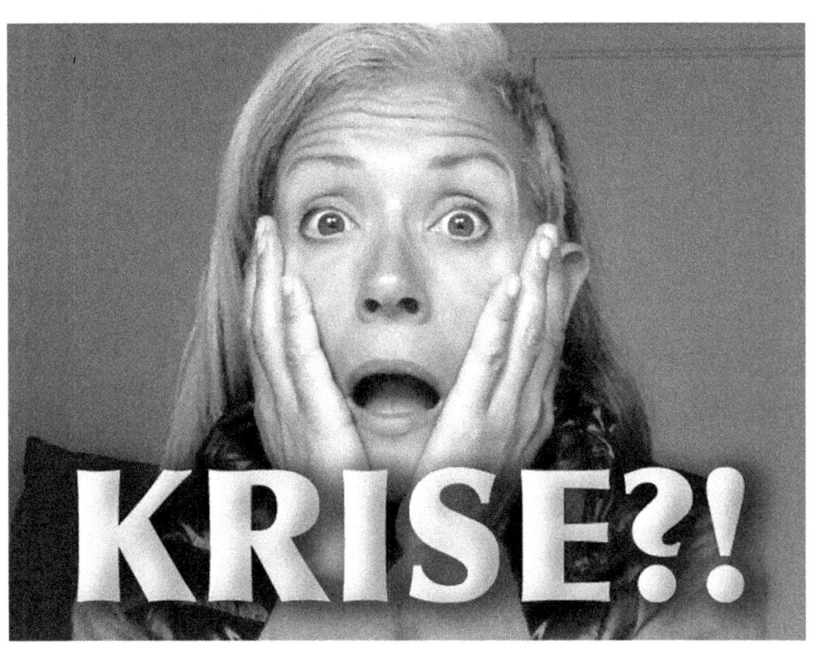
KRISE?!

Vorwort

*„Der erste Schritt, den Schmerz zu verwandeln,
ist die Erinnerung.
Der zweite Schritt, um die Trauer in Leben zu verwandeln,
ist das Anschauen der eigenen Gefühle.
Der dritte Schritt der Verwandlung ist das Loslassen.“*

(Anselm Grün)

Liebe Leserin, lieber Leser!

Ich freue mich, dir meine besten Erkenntnisse und Übungen vorzustellen, die mir das Leben für Zeiten großer Veränderungen gezeigt hat. Entstanden sind die folgenden Seiten durch eine persönliche Krise, die mein Leben 2016 ziemlich auf den Kopf gestellt hat.

Die Folgen waren die Trennung von meinem geliebten Mann, ein Umzug in eine völlig fremde Umgebung, ohne jemanden dort zu kennen (und ganz ohne finanzielle Mittel), und noch viele andere Ereignisse, die mich sehr gefordert haben.

Um nicht in einem Gefühl von Ohnmacht und Wut zu versinken und lieber, mal wieder, als Phönix aus der Asche zu steigen, nutzte ich alle Techniken und Weisheiten, die ich im Laufe der letzten zwei Jahrzehnte eifrig gesammelt und geübt hatte. Dadurch erlebte ich zum ersten Mal, dass es vergleichsweise leicht sein kann, aus einer Krise viele neue Chancen zu gestalten.

Damit du dich besser orientieren kannst, habe ich dieses Handbuch in drei Phasen aufgeteilt:

Phase 1

Erste Hilfe für den Schock und die ersten Stunden der Krise. Mit wenigen einfachen, wirkungsvollen Mitteln kannst du die Auswirkungen der Situation entspannen und besser damit umgehen.

Phase 2

Ist der erste Schock gut verarbeitet, kannst du die nächsten Tage schnell in eine neue Klarheit kommen und sogar das Beste aus der Krise machen. Du kannst erkennen, welche Energien sie frei setzt, damit du gestärkt aus diesem Ereignis hervorgehen kannst.

Phase 3

Mit schönen, leichten Übungen und Methoden kannst du dich mental stärken, damit du bewusster und achtsamer bist. So kannst du jeder neuen Krise mit viel mehr Gelassenheit begegnen.

Krisen sind Situationen, die jederzeit in kleiner oder großer Version geschehen können. Im Grunde ist das ganze Leben ein großer Lernprozess und ein Spiel der Gefühle, und es ist daher wenig hilfreich, Krisen vermeiden zu wollen. Das ist in etwa so, als würde man den Tod vermeiden wollen. Ein verständlicher und nachvollziehbarer Gedanke, doch es gibt eben auf dieser schönen Erde für alles einen Anfang und ein Ende.

Krisen sind wichtig, denn sie zeigen uns sehr gut, wie bewusst wir geworden und wie unsere Kräfte gewachsen sind. Man kann sie sozusagen als Zwischenprüfungen unserer Entwicklung betrachten.

In jeder Krise wartet ein Wunder-Samen darauf, entdeckt zu werden, um erblühen zu können. Und damit auch du diese Wunder finden und genießen kannst, habe ich diese Worte sichtbar gemacht.

Ich wünsche dir von Herzen das allerbeste Leben und viel Freude mit meinen Tipps.

Deine Sonja Ariel von Staden

In jeder Krise versteckt sich der Samen von Wundern!
© Foto & Text: Sonja Ariel von Staden
www.sonja-ariel.com

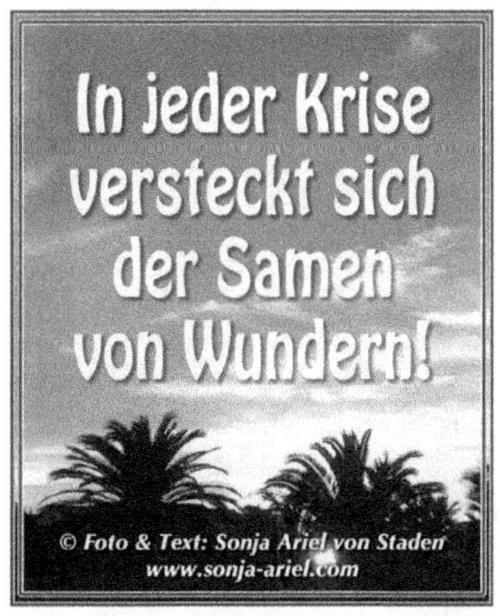

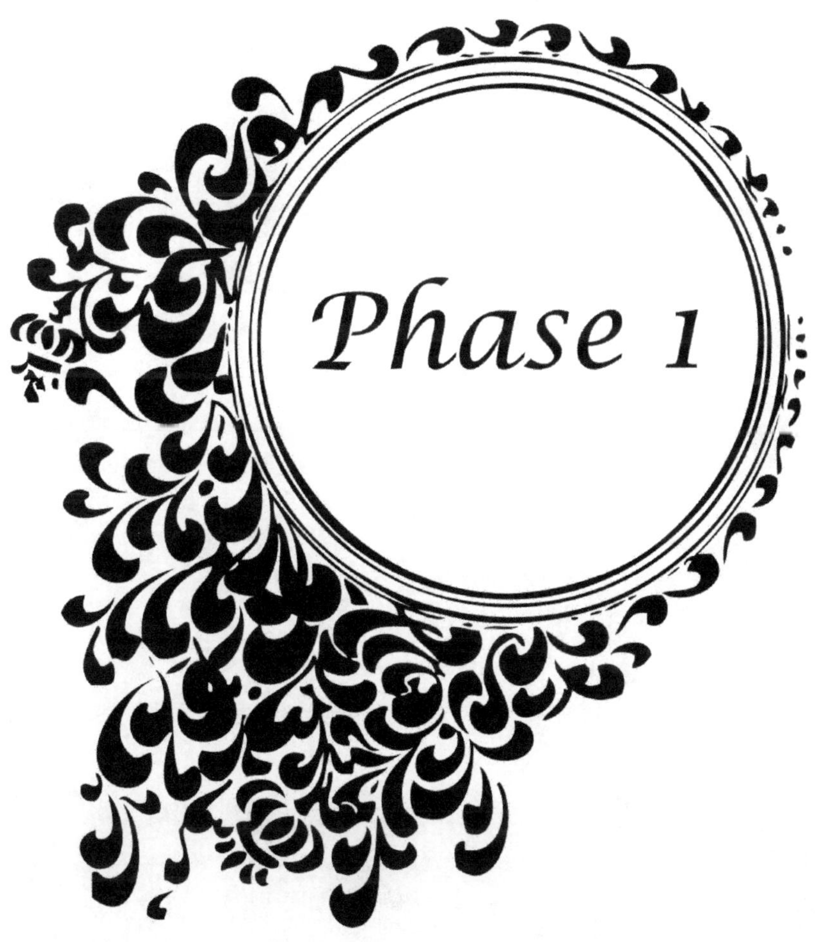

Phase 1

Kapitel 1

Erste Hilfe – Die Notfall-Liste

Das Wichtigste sollte immer zuerst kommen. Hier ist ein Notfallplan, den ich im Laufe des Buches näher erklären werde:

- Ruhig bleiben. Panik macht alles noch schlimmer.
- Schock eindämmen:
    1. Tief atmen, bis du spürst, dass du wieder ruhiger wirst.
    2. Falls greifbar: Rescue-Bachblüten und Arnica-Globuli einnehmen.
    3. Hände auflegen: Herz, Bauch, Nieren – wo es dir guttut – und Liebe fließen lassen.
    4. Tränen fließen lassen.
- Wenn wichtig, laut schreien (notfalls in ein Kissen).
- Mach dir bewusst, dass du ein wertvolles und kostbares Wesen bist.
- Setz deine Krone auf und fühle deine Macht.
- Spüre dich vollkommen: bewegen, springen, schütteln, abklopfen, strömen.
- Verbinde dich bewusst mit der Erde.
- Tröste dein Inneres Kind.
- Lass dir von einem Menschen helfen, dem du vertraust. Ist gerade niemand erreichbar oder in der Nähe, sprich mit deinem Schutzengel, mit Gott oder der Erde. Hauptsache, du redest dir deine Gefühle vom Herzen. Kannst du das noch nicht, schreib deine Gedanken und Gefühle auf.

- Nimm dir Zeit, den Schock zu verdauen und, wenn erforderlich, zu trauern.

An öffentlichen Plätzen (Büro, Café, auf einer Party etc.)

Wenn du nicht in aller Öffentlichkeit schreien, hüpfen oder das machen kannst, was dir gerade wichtig ist, ziehe dich schnellstmöglich zurück. Wenn du unter Schock stehst, wird es jeder halbwegs mitfühlende Mensch verstehen – und die anderen sind nicht wichtig.

Du kannst den Raum verlassen und irgendwo hingehen, wo du alleine bist. Falls dies nicht möglich ist, gibt es immer noch die Toilette als Rückzugsort. Wichtig ist nur, dass du dir die Chance gibst, dich zu sammeln, Klarheit zu gewinnen und dich wieder zu spüren. Wenn du bemerkst, dass du immer noch total überfordert bist von der Situation, kannst du dich verabschieden und zum Beispiel sagen, dass du dich später dazu äußerst, jetzt aber erst einmal den Schock verdauen musst.

Kapitel 2

Was ist eine Krise?

Die **Krise** (Alt- und gelehrtes Griechisch κρίσις *krísis* ursprünglich *Meinung, Beurteilung, Entscheidung,* später mehr im Sinne von *Zuspitzung*) bezeichnet eine problematische, mit einem Wendepunkt verknüpfte Entscheidungssituation.

(Quelle: Wikipedia)

Das chinesische Wort für Krise wēijī (危机) hat eine ähnliche Bedeutung. wēi (危) bedeutet Bedrohung oder Gefahr.

jī (机) bedeutet Chance oder Gelegenheit.

Wie bei allen Ereignissen im Leben kommt es also immer darauf an, wie wir sie wahrnehmen und mit ihnen umgehen.

In erster Linie ist eine Krise eine riesengroße Chance, sozusagen ein „Geschenk des Lebens", auch wenn du das im Schockzustand überhaupt nicht sehen kannst und willst.

Deshalb ist es so wichtig, dieses Ereignis mit so viel Klarheit wie möglich zu betrachten und zu durchleben. Je klarer du deine Entscheidungen triffst, desto besser nutzt du den – salopp ausgedrückt – Tritt in den Hintern, den das Universum dir schickt.

Meistens geht es darum, dich mit Anlauf aus deiner Komfortzone zu katapultieren, damit du aufwachst und endlich die nötige Energie bekommst, neue Wege zu gehen.

Denn selbst wenn es sich anfühlt, als würde dir die Krise sämtliche Energie rauben, so befreit sie in Wahrheit doch die Energie, die entweder schon lange nicht mehr genutzt wurde oder sogar noch nie frei fließen konnte und durfte.

Der Umkehrschluss daraus:

Wenn du in deinem Leben ganz bewusst mit allen Bereichen umgehst, wirst du selbst die richtigen Entscheidungen FÜR dich und deine Ziele treffen, damit du nicht unbewusst eine Krise erzeugst, die dich auf den richtigen Weg zerren muss.

„Das Geheimnis des Wandels: Konzentriere nicht all deine ganze Kraft auf das Bekämpfen des Alten, sondern darauf, das Neue zu formen."

(Sokrates)

Es gibt drei Stufen einer Krise:

Mini-Krise – mittelschwere Krise – lebensverändernde Krise

Ich kann hier keine Liste mit allen möglichen Ereignissen aufführen, denn du ganz allein bewertest ein solches Ereignis.

Ein Beispiel:

Ein Pickel auf der Nase, der über Nacht auftaucht, ist – oberflächlich betrachtet – eine sehr kleine Mini-Krise, oder?

Wenn du allerdings am Abend ein Date mit einem Menschen hast, den du schon lange verehrst und der endlich einmal positiv auf eine Einladung zum Essen reagiert hat, kann eine verstopfte und entzündete Pore mitten auf der Nase schon sehr unangenehm sein. Vor allem, wenn *dein* Selbstwertgefühl ohnehin nicht sehr groß ist. Dann wirst du alles in Bewegung setzen, um deine Haut schnell zu heilen oder überschminken zu können.

Bist du allerdings ein Topmodel auf dem Weg zu Weltruhm und musst dich am Vormittag bei einem großen Kosmetik-Konzern vorstellen, um einen Millionenvertrag für das „Gesicht des Jahres" zu unterzeichnen, ist so ein Malheur vielleicht der Auftakt für eine sehr große Krise, die viel Panik auslöst.

Das mag alles banal klingen, doch du verstehst sicher, worauf ich hinauswill. Letztlich zählen mehrere Faktoren:

- **Dein Lebensgefühl vor der Krise**
  War es vorher schon weniger gut und hast du vielleicht schon länger Sorgen, Ängste und Zweifel, macht eine Krise alles noch viel schlimmer.

- **Deine Lebensphilosophie**
  Bist du ein optimistischer Mensch, der lösungsorientiert denkt, bist du schnell wieder in der Balance. Ist es andersherum und du fühlst dich eher als Opfer, ist eine Krise nur ein Beweis für *dein*e Grundhaltung und verstärkt dein negatives Lebensgefühl.

- **Deine körperliche Gesundheit**
  Je stabiler du körperlich bist, desto stärker bist du in einer herausfordernden Situation.

- **Deine Angst vor Krisen**
  Wenn du schon viele kleine und sogar große Desaster erlebt hast, ist deine ängstliche Grundhaltung womöglich so stark, dass eine Mini-Krise schnell zu einer mittelschweren oder gar großen Herausforderung wird.

Alles in allem *bewertest* du immer wieder alles, was dir im Leben begegnet. Und deshalb beurteilst nur du allein eine Krise in ihrer Stärke. Wenn andere auch über deine Panik lachen, weil sie die Situation ganz anders wahrnehmen – es zählt *DEIN* Gefühl.

Ich möchte dich mit diesem kleinen Ratgeber stark machen für die großen und kleinen Herausforderungen, die dir immer wieder begegnen werden. Damit du immer leichter und schneller vom Regen – statt in die Traufe zu geraten – wieder in den Sonnenschein kommen kannst.

Deshalb habe ich die oben bereits genannten „Erste-Hilfe"-Schritte ausgearbeitet, durch die du einerseits in einer Notsituation schnell wieder Boden unter den Füßen bekommst, und andererseits, wenn du das Buch bewusst durcharbeitest, viel besser auf die nächste Krise vorbereitet bist.

Kapitel 3

Was brauchst du in einer Krise? *(Erste Hilfe – Ausführliche Erklärungen)*

1. Ruhe bewahren

Ich weiß, das lässt sich leicht schreiben, doch es ist wirklich das Allerwichtigste. Wenn du eine schlechte Nachricht bekommst – ob mündlich oder schriftlich –, hilft es nicht, wie ein kopfloses Huhn oder ein wütender Stier zu reagieren. Panik und Drama kosten enorm viel Energie. Wenn du aus Panik heraus jemanden anbrüllst und beschimpfst, der dir eine schlechte Nachricht überbracht hat, kochen die Gefühle nur unnötig hoch, und du bereust höchstwahrscheinlich schon nach kurzer Zeit, was du gesagt und getan hast. Manchmal sind die Überbringer einer wenig schönen Nachricht ja gar nicht die Urheber. Dann ist es schade, einen kostbaren Menschen zu verletzen, weil er oder sie „nur“ eine Information weitergegeben hat.

Die gute Nachricht ist:
Ruhe zu bewahren lässt sich trainieren.

Wenn es dir einmal so richtig gut geht und du ganz entspannt Zeit hast, stell dir eine Krisensituation vor. Allerdings bitte möglichst emotional neutral. Was würde zum Beispiel passieren, wenn *dein* Partner dir mitteilt, dass er/sie sich trennen möchte, oder du erfährst, dass du *dein*en Job verlierst? Wie würdest du im Moment reagieren?

Du bist jetzt Regisseur/in deines inneren Films. Was passiert, wenn du ausflippst, mit einem Gegenstand nach deinem Gegenüber wirfst, einen Heulkrampf bekommst oder Schlimmeres? Es wäre nichts gewonnen, oder?

Natürlich ist so eine dramatische Reaktion genial, um das plötzlich in deinen Körper schießende Adrenalin und all die anderen Angsthormone abzubauen. Doch dieses Buch möchte dir helfen, endlich einmal anders zu reagieren. Also dreh jetzt eine neue Szene.

Wie fühlt es sich an, wenn du deinem Partner, deinem Chef, deiner Nachbarin, deiner Freundin in die Augen schaust, tief durchatmest, die Worte wahrnimmst und NICHT ausflippst, sondern cool bleibst?

Wie fühlt es sich an, wenn du einfach sagst: „Entschuldige mich bitte", dich umdrehst und den Raum verlässt? Wenn du die Tür nicht so zuknallst, dass sie fast aus den Angeln fliegt, sondern sie ganz normal schließt, zum WC gehst, dich einschließt und die oben beschriebenen Dinge tust (tief atmen; mit den Füßen aufstampfen, um *dein*en Körper zu fühlen; die Wut und Ohnmacht herausschreien, dass die Wände wackeln; weinen etc.).

Wenn du dann erst einmal die ganzen Spontangefühle herausgelassen hast, kannst du dein Gesicht waschen, dich wieder zurechtmachen, hinausgehen und entweder die Szene komplett verlassen oder zurückgehen und fragen, warum passiert ist, was passiert ist.

Wie fühlt es sich an, die bewusste Kontrolle über dein Leben zu behalten?

Wie fühlt es sich an, statt in die Opferhaltung zu fallen, einmal Oberwasser zu behalten?

Was würdest du nun tun oder sagen?

Jetzt kannst du dich in deiner Kreativität so richtig austoben! Du kannst so tun, als wärst du eine hochbezahlte Schauspielerin oder ein cooler Typ, den du bewunderst. Schreibe *dein* Drehbuch neu und sei innovativ! Je mehr du mit diesen Möglichkeiten deines Bewusstseins spielst, desto größer ist die Wahrscheinlichkeit, dass sich etwas zum Positiven in dir verändert und du bei der nächsten Krise neu/anders reagierst. Du hast dein Leben in der Hand, weil du jederzeit deine Gefühle und Gedanken verändern kannst. Ist das nicht ein tolles Gefühl?

Wichtig ist vor allem eins:

Mach dir klar, dass du jederzeit anders handeln kannst, als du jemals in einer Krise gehandelt hast – wenn du zu allererst Ruhe bewahrst.

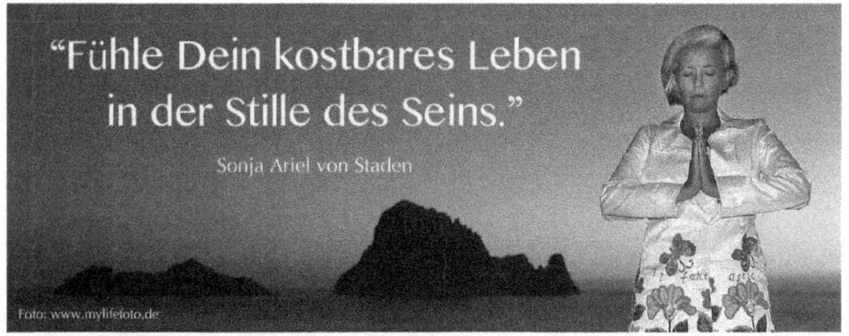

2. Schock eindämmen

Eine Krise löst im Körper eine lange Reihe von biochemischen Prozessen aus, die man heutzutage Stress nennt. Vor allem im uralten Stammhirn, das rein instinktiv und reflexhaft reagiert, muss dein Körper innerhalb von Bruchteilen einer Sekunde entscheiden, ob er fliehen, sich tot stellen (erstarren) oder kämpfen soll. Auslöser: das berühmte Adrenalin.

Menschen sind körperlich betrachtet einfach Säugetiere, die Auto fahren können. Im Gehirn, in allen Organen und sämtlichen Körperzellen spielen sich größtenteils immer noch die gleichen Prozesse ab wie vor ca. zwei Millionen Jahren. Lag damals hinter einem Busch in der Savanne ein Säbelzahntiger auf der Lauer, konnte der Urmensch nur diese drei Dinge entscheiden: Laufen, erstarren oder kämpfen.

Adrenalin, dieses Hormon, das innerhalb einer Millisekunde von den Nebennieren in den Blutkreislauf ausgeschüttet wird, löst ganz viele weitere Prozesse aus: Die Muskeln spannen sich an, das Gehirn sucht nach Lösungen für die Situation, das Herz rast, um den Körper mit genug frischem Blut zu versorgen, die Atmung wird aktiviert, um mehr Sauerstoff ins Blut zu bringen, Schweiß bricht aus, das Sichtfeld verengt sich und vieles mehr, das du gar nicht bewusst wahrnimmst...

Wenn du also unter Schock stehst, musst du dich entscheiden. Da kaum noch mit Säbelzahntigern zu rechnen ist, brauchst du in der Regel selten um dein physisches Leben zu kämpfen. Es sei denn, du gerätst an rar gewordene Straßenräuber. Doch diese sind normalerweise besser für einen Kampf gerüstet als du. Allerdings ist ein gezielter, sehr lauter Schrei (ohne Panik) mitten ins Gesicht mit Augenkontakt zum Gegner immer noch gut, um Menschen zu verwirren, so dass man Zeit hat, wegzurennen.

Normalerweise jedoch entstehen Krisen in einigermaßen friedlichen Alltagssituationen, und dann braucht dein Körper eine Lösung für all die chemischen Stoffe und die körperliche Anspannung, die durch den Schock und die Stresshormone entstehen.

Tiefes Atmen

Richtig tiefes, langsames Atmen hilft sehr gut, den Körper schnell zu beruhigen. Atmest du flach und zu schnell, verwirrt das deine Sinne zusätzlich und kann zum Hyperventilieren führen. Solltest du dazu neigen, in Notsituationen zu hyperventilieren oder gar ohnmächtig zu werden, ist es ein gutes und wichtiges Training, wenn du lernst, richtig zu atmen (siehe Buchempfehlungen).

Atme die Energie der göttlichen Quelle.
Sie ist Dein Heim, Dein Anker, Deine Lebenskraft.
Du bist hier im Leben, weil Du Dich einst dazu
entschieden hast. Mit der Energie Deiner Quelle
kannst Du jeden Moment genießen,
denn Du BIST das Leben!
© Sonja Ariel von Staden - www.sonja-ariel.com

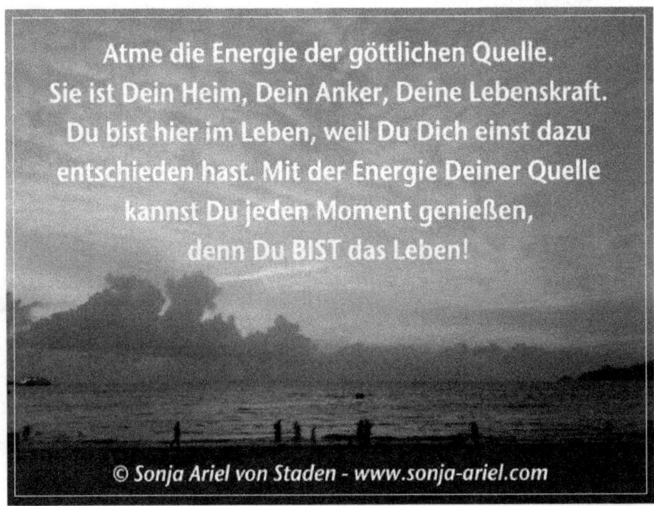

Am einfachsten ist es, wenn du deinen Atem bewusst verfolgst:

Über die Nase einatmen, spüren, wie sich die Lungen füllen, sich der Brustkorb dehnt, der Bauch hebt und der frische Sauerstoff bis in deine Fußspitzen und Fingerspitzen strömt. Dann das Ganze rückwärts und die verbrauchte Luft über den Mund ausatmen. So kannst du fühlen, wie sich alles langsam beruhigt: *dein* Körper, dein Geist und die Panik.

Notfall-Hilfsmittel

Wenn du dazu neigst, in Notsituationen den Kopf zu verlieren, ist es ratsam, in der Handtasche, im Auto, im Büro etc. immer eine Flasche Rescue-Bachblüten und/oder Arnica-Globuli bereit zu haben. Diese feinen kleiner Helfer greifen nur minimal in die Körperchemie ein (anders als ein Schnaps, Beruhigungstabletten etc.), sondern helfen sanft, stark und feinstofflich dabei, dein System zu beruhigen. Du bekommst beides in der Apotheke und im Internet.

Natürlich gibt es noch andere ganzheitliche Mittel. Wenn du dich dafür interessierst, kannst du einen Heilpraktiker oder ganzheitlichen Apotheker deines Vertrauens fragen.

Hände auflegen

Es ist eines der ältesten Heil- und Hilfsmittel, die Hände auf die Körperstellen zu legen, die sich in einer Krise sofort melden. Bei den einen ist es der Kopf, bei anderen der Bauch, das Herz oder die Nieren, die ruckartig Schmerzsignale schicken, weil dort gerade am meisten passiert.

Mütter machen es ganz automatisch, wenn ihr Kind hingefallen ist oder sich gestoßen hat: Sie streicheln, pusten oder küssen die Stelle oder nehmen ihren Sprössling liebevoll in die Arme. Das Kind, das gerade noch vor Schreck und Schmerz heftig geweint und gebrüllt hat, reagiert ganz schnell mit einem Lächeln und hüpft wieder federleicht davon.

Du kannst es im Alltag üben. Wenn du dich irgendwo stößt, leg eine oder beide Hände auf die Stelle und entschuldige dich kurz bei deinem Körper dafür, dass du unachtsam warst. Die Stellen, an die du dafür herankommst, kannst du auch liebevoll küssen.

Dies ist im ersten Moment vielleicht etwas peinlich, aber du wirst bemerken, dass der Schmerz viel schneller nachlässt und die Auswirkungen (blaue Flecken, Schwellungen etc.) weniger schlimm sind oder gar ganz ausbleiben.

Kommst du also in eine Notsituation, gib deinen Händen die Chance, den Schock abzupuffern – wohin sie auch immer wandern wollen.

Tränen fließen lassen

Ja, auch das ist vielen Menschen peinlich. Mittlerweile – dank der Emanzipation – ist es selbst bei Frauen verpönt zu weinen. Dabei ist auch das nur eine ganz normale Entspannungsreaktion bei enormem Stress. Ob körperlicher oder emotionaler Schmerz – wenn Tränen fließen, kann sich der Körper beruhigen.

Feinfühlige Menschen wissen, dass sie nach intensivem Weinen deutlich müder sind. Auch hierbei werden, wie beim tiefen Atmen oder Händeauflegen, Botenstoffe in den Körper geschickt, die dem Adrenalin und seinen aufputschenden Kollegen entgegenwirken und sie schneller abbauen.

So wird der Kopf schneller klar, die Verkrampfungen lösen sich, der Atem wird zusätzlich beruhigt, und die Krise wird schon in ihren Anfängen gemildert.

Fazit:

Lerne, wieder zu weinen,
wenn du es dir verboten hast!
Und wenn du nah am Wasser gebaut bist,
sei froh darüber!

3. Laut schreien

Bevor dich die Gefühle von Ohnmacht, Wut und Traurigkeit überrollen und zu Boden werfen – lass sie raus!

Schreien ist, ähnlich wie Weinen, mittlerweile auch nicht mehr gesellschaftlich akzeptabel. Doch in einer Krise sollte dir die Gesellschaft absolut egal sein! Wichtig ist, dass du die Krise gut überstehst. Also trau dich und lass raus, was raus muss, bevor du platzt oder dein Körper auf andere, schmerzhafte Weise diese fiesen Gefühle verdauen muss!

Schreien entspannt, macht im Körper Platz für frische Energie und hilft dir, dich zu spüren. Wenn du es dir aus Scham nicht erlauben kannst, nimm dir ein dickes Kissen und brülle hinein. Auch in einem Auto oder an anderen Rückzugsorten kann man ganz prima „Luft ablassen". Hauptsache, der Druck lässt nach.

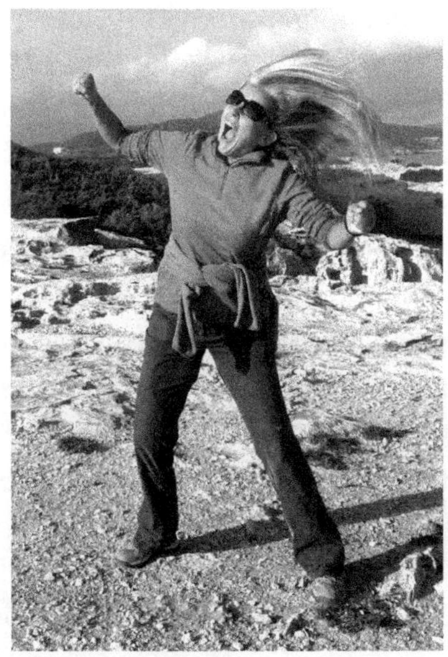

4. Selbstwert fühlen

In aller Regel fühlen sich Menschen in einer Krise als Opfer, denn sie verlieren scheinbar die Kontrolle über ihr Leben. Doch eine Krise ist, wie schon beschrieben, eine enorme Chance. Sie prüft dich, um herauszufinden, wie weit du dich entwickelt hast und jetzt entwickeln möchtest. Du kannst natürlich weiterhin einfach nur kopflos und nach deinen alten Mustern reagieren. Allerdings würdest du, wenn du nichts dazulernen wolltest, kaum deine kostbare Zeit damit verbringen, dieses Buch zu lesen.

Solltest du also bisher das Leben als großes Risiko, als unfair und beängstigend erlebt haben, kann es unter anderem daran liegen, dass du noch gar nicht weißt, welche enormen Kräfte in dir stecken. Vor allem kann es daran liegen, dass du bislang noch nicht gelernt hast, dich als wertvolle, liebenswerte und wichtige Person wahrzunehmen. Vielleicht hast du es nie erfahren.

Besonders in der Kindheit ist es wichtig, dass die Erziehungsberechtigten und das Umfeld positiv auf das Kind einwirken, um den Selbstwert zu heben. Leider ist das noch viel zu wenig verbreitet. Du kannst nun mithelfen, das zu ändern.

Oder du hast Situationen erlebt, die dir *dein*en Selbstwert, *dein*e Selbstliebe und *dein* Selbstvertrauen gehörig mies gemacht haben, sodass du nur noch an dir zweifelst.

Und genau diese Emotionen nutzt dein Ego, um dich in einer Krise am Kragen zu packen und zurückzuziehen in die alten Gefühle von Ohnmacht.

Aber du bist stärker! Du kannst deine Selbstwerte trainieren wie Muskeln. Selbst Glück kann man üben. Und wenn du schon gelernt hast, zu laufen, zu sprechen, zu lesen, zu schreiben, Auto zu fahren und noch viele andere wichtige und tolle

Dinge im Leben, kannst du auch lernen zu erkennen, welche inneren Werte du hast.

Sie hier alle im Einzelnen aufzuführen würde den Rahmen des Buches sprengen. Doch ich kann dir – neben ein paar wertvollen Buchempfehlungen im Anhang – folgenden Tipp an die Hand geben:

„Je mehr du dich liebst, akzeptierst und wertschätzt,
desto leichter wird dein Leben.
Je mehr du erkennst, wie einzigartig und großartig du bist,
desto leichter fallen dir Prüfungen wie eine Krise.
Du wirst stabiler, kraftvoller, stärker, klarer und weiser.
Versprochen!"

Wenn du nun in eine Krise gerätst oder im Moment mittendrin bist, schau in einen Spiegel und mach dir klar, dass du ein wichtiger, einzigartiger und wertvoller Mensch bist.

Statt jetzt unter alten Zweifeln zu zerbrechen, finde mindestens eine Stärke – am besten mehrere. Schreib sie auf. Vielleicht sogar auf Post-it-Zettel, die du an wichtige Stellen klebst (Küche, Bad, PC-Bildschirm etc.), damit du dich in der kommenden Zeit immer daran erinnerst. Das hilft dir, ganz bei dir zu bleiben.

Fühle in allen Zellen, wie schön und stark du in all den vergangenen Jahren geworden bist. Betrachte dein Gesicht, deinen Körper, deine Augen. Erkenne deine Seele, die aus deinem Inneren leuchtet.

Du bist auf dieser Erde, um viele wichtige, besondere Erfahrungen zu machen. Krisen sind ein Teil davon und normal. Je besser du dich selbst kennen und lieben lernst, desto mehr Gelassenheit kannst du bewahren, und desto schneller und leichter kommst du auf eine neue Ebene von Stärke, Stabilität und Freude!

5. Krone aufsetzen

Du hast die Macht und die volle Verantwortung für *dein* Leben – wenn du willst. Nicht jeder Mensch möchte diese Philosophie annehmen, wie ich persönlich immer wieder erleben durfte. Viele Menschen geben die Verantwortung lieber ab, vor allem in Krisenzeiten. Denn wenn jemand anders die Schuld an der Misere hat, fühlt es sich leichter an, mit dem Schmerz zurechtzukommen.

Aus eigener Erfahrung darf ich dir mitteilen, dass es sich zwar im ersten Moment besser anfühlt, doch auf lange Sicht den Schmerz verlängert und das Loslassen schwieriger macht. Denn wenn du die Schuld abgibst, hat ein anderer Mensch die Kontrolle über *dein* Leben, und du bist und bleibst handlungsunfähig.

Du bleibst dann immer ein Opfer, das nur auf den nächsten Schmerz wartet. Nicht unbedingt ein entspanntes Leben, wie ich aus eigener Erfahrung weiß. Doch auch das lässt sich ändern.

Deshalb möchte ich dir meine Sicht auf das Leben erklären, die mir seit vielen Jahren hilft, immer schneller und kraftvoller vom Leiden in die Freude zurückzukommen.

Wenn ich 100% Selbstverantwortung für ALLES in meinem Leben habe, bin ich die Regisseurin, Königin und Herrscherin über mein Leben. Dann habe ich das Zepter in der Hand und kann Anweisungen geben. Das nenne ich den „freien Willen".

Für mich ist das zugleich sehr logisch und, auf ganzheitlicher Ebene betrachtet, der einzige sinnvolle Grund, dieses Spiel auf der Erde überhaupt zu spielen.

Als ich mir vor fast 20 Jahren diese Tatsache zu eigen machte, hat sich alles auf ganz wundervolle Weise in mir und um mich herum verändert. Nicht länger waren meine Freunde und Lebensgefährten Schuld, wenn ich ins Drama fiel. Nicht länger waren meine Eltern für meine Hölle verantwortlich oder meine Lehrer, die Regierung, die Reichen oder die Dummen.

Ich allein habe mich vor meiner Geburt als Seele für dieses Leben entschieden.

Als ich das endlich verstanden und verinnerlicht hatte, übernahm ich schließlich die vollständige Kontrolle darüber. Wen ich danach auch traf, was ich auch erlebte – bewusst oder unbewusst hatte ich mich offensichtlich dafür entschieden.

Mit diesen Erkenntnissen hörte ich endlich auch auf, zu jammern, das Opfer zu spielen und um Mitleid zu heischen. Ich setzte mir symbolisch meine Krone auf, nahm meine Schöpferkraft in die Hand und begann, mein Leben selbst zu lenken.

Meine wichtigste Erfahrung und Erkenntnis in diesem Zusammenhang:

- Aus meinen Gefühlen werden Gedanken.
- Aus meinen Gedanken werden Worte.
- Aus meinen Worten werden Taten.
- Alles zusammen formt das Leben, das ich erfahre.
- Je bewusster ich mich fühle und kenne, desto bewusster forme ich mein Leben.

Somit begann ich, meine Gefühle neu zu betrachten, die alten Emotionen auszumisten, meine Ängste anzuschauen und loszulassen. Ich lernte mich jeden Tag besser kennen und konnte immer besser entscheiden.

In den folgenden Kapiteln führe ich noch ein paar wichtige Informationen dazu auf.

Ich lade dich ein, dir selbst endlich die Krone aufzusetzen. Übernimm wieder das Steuer und lenke dein Leben mit Liebe und Kraft. Das kannst du, da bin ich sicher.

Im letzten Kapitel findest du eine schöne Übung zum Thema „Selbstermächtigung“.

6. Körper fühlen

Im Schock ist dein Körper entweder kurz davor zu flüchten, oder er ist erstarrt. Was auch immer du entscheidest: Fühle in der Krise unbedingt deinen Körper und bewege ihn. So kommen die angestauten Energien der Wut, der Ohnmacht und der Traurigkeit in Bewegung und können dich bestenfalls auch gleich wieder verlassen. Du kannst wild mit den Armen rudern, die Hände und Arme ausschütteln, fest mit den Füßen aufstampfen wie ein kleines Kind, oder hüpfen, springen oder rennen.

Die Hauptsache ist, du kannst dich wieder fühlen, denn dann bist du handlungsfähig statt ohnmächtig. Dein Körper ist dein wichtigstes Instrument zur Bewältigung der Krise. Geh bitte liebevoll mit ihm um.

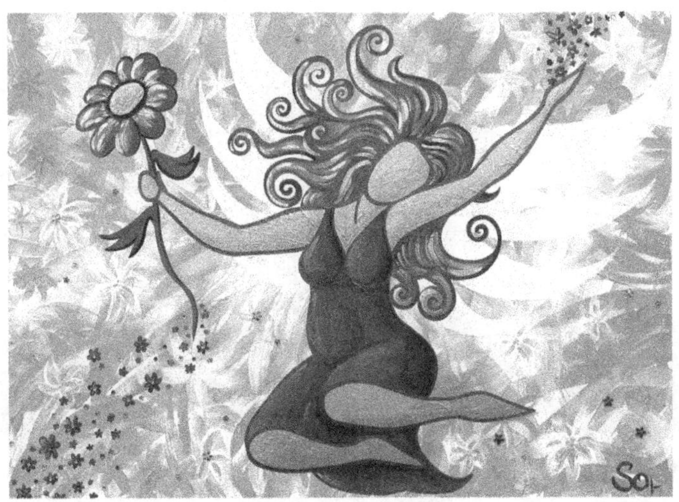

7. Verbindung zur Erde

Spüre die Erde unter deinen Füßen und stell dir kurz vor, dass Energiewurzeln aus deinen Füßen in die Erde wachsen und sich dort tief unten festkrallen wie bei einem Baum. Wenn du magst, schicke einen liebevollen Gedanken an Mutter Erde und danke ihr dafür, dass sie dir hilft, diese Krise so leicht und gut wie möglich zu überstehen.

Auf diese Weise wirst du schneller wieder stabil. Tiefe Wurzeln können dir in jeder schwierigen Lage helfen, dass dir die Energie der Situation nicht den Boden unter den Füßen wegreißt.

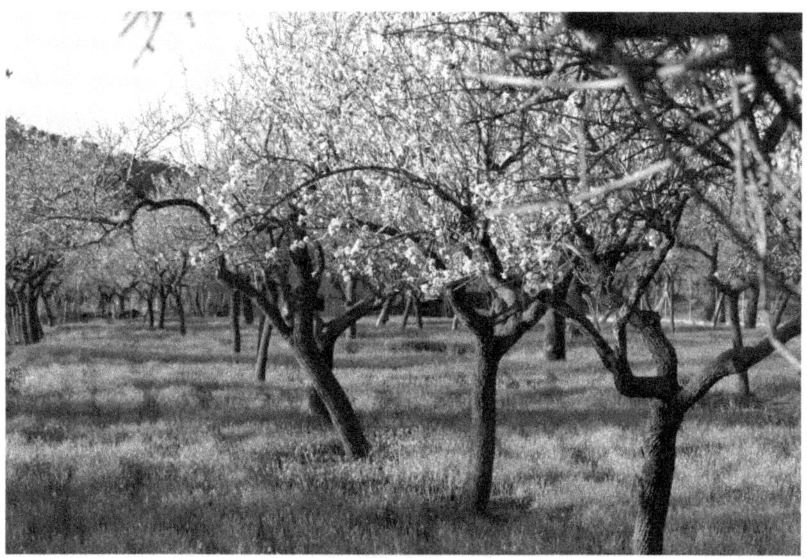

Diese Verbindung kannst du üben, damit du jederzeit stabil bist. Meine Lieblingsübung dazu habe ich im letzten Kapitel für dich notiert.

8. Das Hier und Jetzt fühlen

Im Chaos einer Krise braucht es Frieden – wie im Inneren eines Hurrikans. Der Wirbelsturm kann im Außen zerstörerisch wirken, doch wenn du im Zentrum bist, ist Stille. Diese besondere, einzigartige Stille kannst du dir erschaffen, indem du dir die Zeit nimmst, deine Sinne auf das Jetzt zu konzentrieren. Auf diesen einen Augenblick.

Am besten gelingt es dir, wenn du aus der akuten Krisensituation heraus bist, was meistens ein paar Minuten oder Stunden später der Fall ist. Je mehr du das übst, desto schneller bist du wieder im Jetzt.

Auch dazu findest du eine Übung im letzten Kapitel.

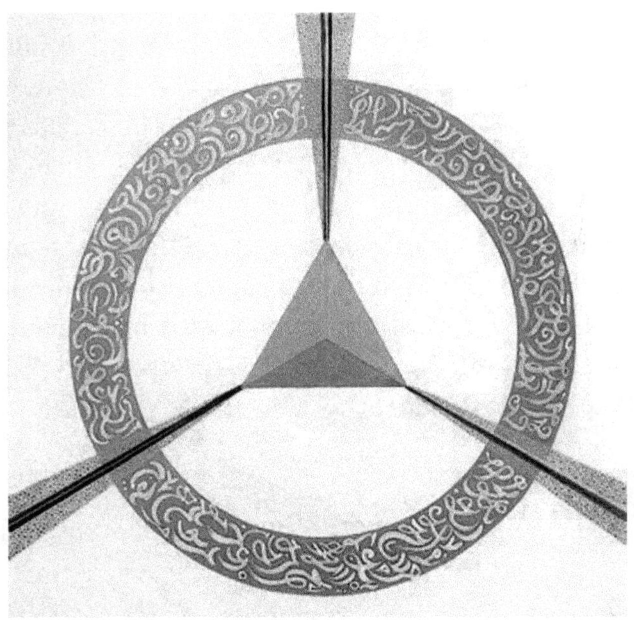

9. Hilfe annehmen

Lass dir von Menschen helfen, denen du vertraust. Am schönsten ist es, wenn dich jemand in die Arme nimmt und dir ein Gefühl von Sicherheit und Geborgenheit schenkt, damit du dich beruhigen kannst. Tröstende Worte von jemandem, dem du vertraust, helfen enorm gut und schnell.

Ist gerade niemand erreichbar oder in der Nähe, sprich mit deinem Schutzengel, mit Gott oder der Erde. Hauptsache, du redest dir deine Gefühle vom Herzen.

Wenn dein Körper mit Schmerzen reagiert, solltest du einen Arzt oder Heilpraktiker aufsuchen, um dich stabilisieren zu lassen. Wenn du in einem Angestelltenverhältnis bist, kannst du dich, wenn möglich, so lange krankschreiben lassen, bis du wieder stabil bist.

Für viele Menschen ist es nicht so leicht, sich anderen anzuvertrauen. Doch wir sind alle soziale Wesen, die für einander da sein können. Jeder Mensch braucht ein stabiles soziales Netz von Freunden und guten Bekannten. Es braucht Geduld, Vertrauen, Verständnis und auch Energie, um eine Freundschaft aufzubauen, aber es lohnt sich. Denn so können wir einander in Krisen und Schwierigkeiten beistehen, das Glück teilen und uns miteinander entwickeln. Freundschaft ist echte, gelebte Liebe – ein sehr kostbares Gut im Leben. Mehr dazu unter „Soziales Netz“ (Kapitel „Nach dem Schock“).

10. Nimm dir Zeit

Ein Schock in einer Krise ist nicht zu unterschätzen. Die Verarbeitung ist sehr individuell. Die weniger gefühlsbetonten Menschen brauchen vielleicht nur ein paar Minuten oder Stunden (je nach Tragweite), um wieder klar denken zu können. Sehr sensible oder gar hochsensible Menschen brauchen vielleicht Tage oder gar Wochen, um aus der Starre des Schocks herauszukommen.

Geduld ist im Falle eines Schocks besonders wichtig für dich. Je besser du dich und deinen Körper fühlen kannst, desto klarer kannst du spüren, was du brauchst. Das kann man lernen, und es ist gut, es immer mehr zu üben, denn dann kannst du auch in einem Schockzustand gut für dich sorgen.

Geduld, viel Ruhe und Zeit für dich sind in einer Krise oberste Priorität. Wenn jemand jetzt etwas von dir will und braucht, liegt es in deiner Verantwortung, gut in dich hineinzufühlen, ob du in der Lage und wirklich bereit bist, etwas zu tun oder zu geben. Falls nicht, sage bitte Nein und/oder bitte die Person, jemand anderen um Hilfe zu bitten.

Falls es dir wichtig ist, erkläre kurz deine Situation (bitte ohne dich zu rechtfertigen, denn das hast du nicht nötig). Wer dich liebt und wertschätzt, wird Verständnis haben und dir sogar seine Hilfe anbieten. Spüre, ob und wann du sie annehmen möchtest.

Die Menschen, die trotz deiner Krise etwas von dir verlangen, haben entweder kein Feingefühl, kein Verständnis oder schätzen dich nicht. Ihnen ein klares Nein zu geben ist jetzt deine größte Verantwortung. Später kannst du die Verbindung zu diesen Menschen einmal in Ruhe überdenken.

Kapitel 4

Krisenhilfe für Fortgeschrittene

1. Tröste dein Inneres Kind

Die Psychologie kennt die Arbeit mit dem Inneren Kind schon lange. Sie ist besonders für gefühlsbetonte Menschen sehr wichtig und hilfreich.

Wenn du dich bereits eine Weile auf dem bewussten Weg der Selbstentwicklung befindest, kennst du dein Inneres Kind wahrscheinlich bereits. Wenn nicht, findest du im nächsten Abschnitt ein Kapitel darüber.

Dein Inneres Kind ist in Krisen deutlich angstvoller und emotionaler als der erwachsene Teil deines Bewusstseins. Deshalb ist es wichtig, dass du dir die Zeit nimmst, dein Inneres Kind zu trösten, in die Arme zu nehmen, ihm Liebe zu schenken und mit ihm zu reden. Frag es, was es jetzt am meisten braucht, und halte den Kontakt intensiv, bis du die Krise hinter dir gelassen hast.

Je bewusster du das Innere Kind mit einbeziehst, desto leichter kommst du aus einer Krise heraus.

2. Reflektiere deinen Anteil an der Krise

Nachdem der Schock vorüber ist, kannst du dir Gedanken darüber machen, was dein Anteil an der Krise war oder ist. Es ist nicht immer leicht oder gar schön, diesen Anteil zu erkennen, doch es hilft dir enorm in deiner Entwicklung. Du kannst dich dadurch noch besser kennenlernen, wirst stabiler und noch klarer in deinem Leben.

Nicht immer ist es einfach, die eigenen Anteile herauszufiltern. Wenn du spürst, dass du allein nicht weiter kommst, finde jemanden, der dir helfen kann. Manchmal reicht ein gutes, ehrliches Gespräch mit echten Freunden, manchmal braucht es Spezialisten/Berater. In jedem Fall erweitert es dein Bewusstsein über dich selbst und dein Leben.

Wenn du deinen Anteil gefunden hast, schau ihn mit Liebe, Verständnis und Frieden an. Verzeih dir selbst und auch deinem „Mitspieler". Dazu findest du eine Übung im letzten Kapitel.

Dann lass die Energie in Frieden los. Das befreit so sehr und macht Platz für neue, positive Energie.

3. Ändere deinen Fokus

In einer Krise – vor allem im Anfangsschock – ist der Fokus erst einmal winzig klein und auf „Überleben" gerichtet. Psychisch und physisch geht es in der Zeit nach der Krise darum, möglichst rasch in eine gesunde Balance zurückzufinden. Ist das einigermaßen gut gelungen, ist es wichtig, den Fokus auf verschiedene Punkte jenseits der Traurigkeit, Wut und Ohnmacht zu lenken. Hier einige Anregungen für dich:

- Wie kann ich JETZT gut für mich sorgen?
- Was macht mir JETZT am meisten Spaß?
- Was kann ich aus der Situation lernen?
- Was möchte noch in mir geheilt werden?
- Wie kann ich mir jetzt eine noch schönere und bessere Zukunft erschaffen?
- Wenn es keine Grenzen gäbe, was würde ich jetzt am liebsten tun und sein?

Ich nenne diese besonderen Fragen „Powerfragen", denn sie sind sehr gut geeignet, deinen Fokus schnell zu verändern und auf lange Sicht sogar Glaubensmuster aufzulösen. Dazu gibt es eine nähere Erklärung im letzten Kapitel.

Mit den oben genannten Fragen und den in dir entstehenden Antworten kannst du dir selbst helfen, das Bestmögliche aus der Situation zu machen und möglichst entspannt neue Wege zu gehen. Wenn du Widerstand spürst, liegt der Verdacht nahe, dass genau dort noch Ängste und nicht aufgelöste Traumen vorliegen, die geheilt werden möchten. Lass dir bitte dabei helfen. Du brauchst nicht alles alleine zu lösen.

4. Meditation als Erste Hilfe-Maßnahme

Meditation
Meditation führt Dich in Deinen innersten Kern. Dort steckt Deine wahre Kraft - entdecke und genieße sie!
Sonja Ariel von Staden - www.sonja-ariel.com

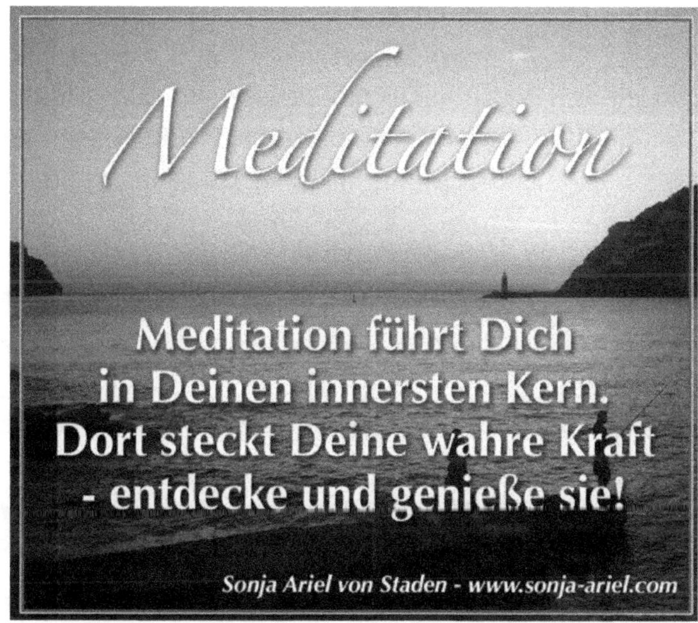

Wenn du schon Erfahrung im Meditieren hast, nimm dir jetzt mehr Zeit denn je dafür, damit du so schnell wie möglich körperlich und geistig wieder in die Balance kommst.

Vor allem die stille, unbewegliche Meditation ist wichtig, in der du dich einfach beobachtest und dich mit dem All-Eins-Sein, deiner Seele und der Schöpferquelle verbindest. Dadurch füllst du dich mit Klarheit und frischer Energie.

Wenn du noch nicht so viel Erfahrung hast, wähle eine CD mit geführten Meditationen oder finde eine oder mehrere Meditationen bei YouTube, die du dir anhören kannst.[1]

---

1 Meinen Youtube-Kanal mit vielen Meditationen findest du hier: www.youtube.com/SonjaArielvonStaden

Sollte dein Körper (noch) nicht in der Lage sein, eine ruhige, bewegungslose Phase auszuhalten, kannst du dich auch sinnvoll bewegen. Ob Yoga, Stretching, Qi Gong oder ähnliche achtsame Körperübungen oder Sport in der Natur – das Wichtigste ist, dass du dich fühlst und nicht ablenkst. Statt also Musik oder etwas anderes dabei zu hören, nutze das „Ganz-mit dir-Sein".

Wofür du dich auch entscheidest, sei achtsam und fühle deine Mitte.

Atme bewusst, verfolge den Sauerstoff, der durch deine Lungen fließt und dein Blut sättigt, folge dem Blut, das deine Zellen nährt. Spüre deine Organe, die deine Nahrung verdauen und dir dadurch frische Energie schenken. Sei dankbar für das, was du fühlst und bist. Nimm deine Umgebung wahr und sei dir bewusst, dass überall Energie ist, die du nutzen kannst, um dich zu stärken. Das Universum versorgt dich Tag und Nacht mit Kraft und Liebe. Fühle es.

5. Das erzwungene Lächeln hilft immer!

Diese Maßnahme ist anfangs lächerlich, vor allem, wenn man mitten in der Anfangspanik einer Krise steckt. Doch es ist so einfach und nützlich für dein Wohlbefinden.

Es beruhigt und verändert deine Stimmung. Sobald sich deine Gesichtsmuskeln zu einem Lächeln verändern, erinnert sich dein Körper an gute Zeiten, UND es werden tatsächlich positive Botenstoffe ausgeschüttet, die beruhigen und positiv stimmen. Das ist wissenschaftlich bewiesen.

Du kannst es auch sehr gut nutzen, wenn du wieder in ein Drama abzurutschen drohst. Wenn es dir seltsam erscheint, musst du es nicht unbedingt in Gesellschaft tun, sondern kannst anfangs alleine für dich üben. Du wirst merken, dass es dir jedes Mal leichter fällt. Wenn du dann gleichzeitig noch an eine wirklich schöne Begebenheit denkst, wirkt es doppelt und dreifach gut.

6. Die Positivliste

Diese Liste ist genauso absurd und hilfreich wie ein erzwungenes Lächeln.

Du kannst sie gut mit den Powerfragen kombinieren (siehe letztes Kapitel).

Es ist ganz einfach:

Nimm dir Zeit und etwas zu schreiben. Notiere ohne viel Grübeln alles, was gut ist in deinem Leben. Wenn dir erstmal nicht so viel einfällt, ist es in Ordnung. Lass die Liste einfach liegen und ergänze sie, sobald dir wieder etwas in den Sinn kommt, das dir guttut.

Auch in Notsituationen oder wenn eine traurige Erinnerung hochkommt, kannst du dich schnell auf diese Liste konzentrieren. Natürlich empfehle ich dir, Traurigkeit liebevoll und achtsam zu behandeln (siehe letztes Kapitel), doch wenn dein Ego sie nutzen will, um dich in ein Drama zu ziehen, ist es sinnvoll, sich auf das Gute im Leben zu konzentrieren.

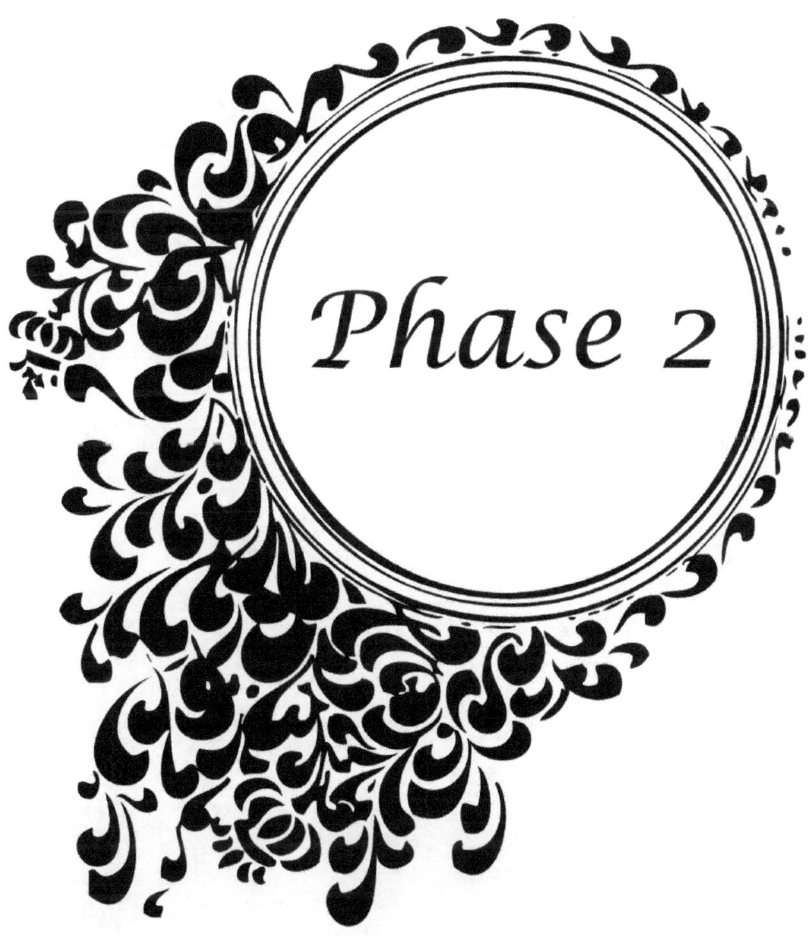

Phase 2

Kapitel 5

Nach dem Schock – Die nächsten Schritte

1. Mitgefühl statt Mitleid

Mit***leid*** ist ein psychologisches Gift. Dafür bin ich Expertin, denn über dreißig Jahre dachte ich, dass ich mich durch Mitleid geborgen fühlen könnte und genährt würde. Zudem dachte ich, dass ich anderen etwas Gutes tue, wenn ich Mitleid mit ihnen habe.

Das stimmt aber beides leider nicht. Das Gegenteil ist der Fall. Dies trifft auch auf das „Selbst-Mitleid" zu, in dem man sehr gut versinken kann wie in Treibsand.

Wenn ich Mitleid habe, leide ich mit. Immer! Mitleid ist passiv und macht beide Seiten zu Opfern. Es macht handlungsunfähig und verstärkt die Erstarrung. Vor allem im anfänglichen Schock.

Im ersten Moment fühlt es sich recht gut an, wenn jemand sagt: „Oh, du tust mir so leid!" Doch wenn du ehrlich hineinfühlst, ist es eine klebrige, nervende Energie, die so kurz wie Traubenzucker anhält und bis auf ein minimales Besserfühlen für ein paar Minuten nichts verändert.

Mit***gefühl*** ist dagegen eine besondere Form der bedingungslosen Liebe. Es fühlt mit, ist aktiv, voller Kraft und Klarheit. Wenn ich mit jemandem mitfühle, muss ich nicht leiden, sondern sehe, was ich tun kann, um Erleichterung zu schenken. Ob es das Zuhören oder eine Umarmung ist, ob es aktive Unterstützung bei wichtigen Aktionen ist, oder einfach nur das Da-sein.

Meine neue Strategie ist also:

Ich entscheide sehr gut, wem ich von meiner Krise erzähle und sage direkt:

„Ich möchte bitte KEIN Mitleid, sondern konstruktive Ideen, was ich tun kann. Kannst du mir helfen?"

Dann weiß mein Gegenüber sofort, was ich will und brauche. Wir können über die Situation sprechen, Strategien entwickeln und Lösungen finden. Natürlich ist es schön, wenn man vom Gegenüber hört, dass er oder sie immer für Hilfe zur Verfügung steht und man anrufen oder vor der Tür stehen kann, um sich eine Umarmung abzuholen oder einfach nur in Gesellschaft zu sein. Mitgefühl ist, wie schon geschrieben, aktive Liebe. Und die können wir alle in Krisen sehr gut gebrauchen.

2. Neue Kraft

Inmitten einer Krise fühlt es sich oft so an, als würde jemand den Stöpsel aus unserem Energiereservoir ziehen. Alles gluckert in Sekundenschnelle heraus, und wir sind völlig leer.

Wir fühlen uns dann noch stärker als Opfer, sind handlungsunfähig, erstarrt und bleich um die Nase. Der Kreislauf sackt rasend schnell ab, und man muss sich erst einmal hinsetzen. Manchmal kommt Übelkeit auf, dann ist Hinlegen und Beine hochlegen angesagt.

Viele Menschen haben nie gelernt, sich sinnvoll mit Kraft und Energie zu versorgen. Dabei steht jedem Menschen Tag und Nacht genug Energie zur Verfügung, und in unserem Körper ist enorm viel Kraft. Diese jedoch sinnvoll einzusetzen und oft auch erst einmal freizusetzen ist für viele noch ein Buch mit sieben Siegeln. Deshalb hier eine kurze Beschreibung, wie ich es in meinen Kursen und Seminaren gerne erkläre:

Die Energie-Badewanne

Stell dir vor, du wärst eine Badewanne. Eine richtig hübsche, große Badewanne.

24 Stunden am Tag fließt Energie aus dem Universum in diese Wanne hinein. Das ist bei jedem Menschen so. Im besten Fall ist deine schöne Wanne bis oben hin mit Energie und Kraft für einen guten Tag gefüllt und fließt sogar über. Diese Energie gehört DIR ganz allein! Sie kommt zu dir, weil du sie auf der Erde brauchst. Sie will dich nähren und, wenn nötig, heilen. Sie ist ausschließlich für DICH da. Diese Energie ist NICHT dazu da, sie zu verschenken.

Lass das bitte mal sacken und fühle hinein!

Die ***überfließende*** Energie allerdings kannst du zum Beispiel dafür einsetzen, um Menschen zu helfen oder andere sinnvolle Dinge für die Erde und deine Mitgeschöpfe zu tun.

Wenn du dich an dieses Bild hältst, bleibst du immer in deiner Kraft, bist aktiv und voller Freude!

Es wäre toll, wenn Eltern dies ihren Kindern von Anfang an erklären, beibringen und vorleben würden.

Warum sind so viele Menschen also kraftlos, mutlos und krank?

Weil ihre Badewanne Löcher hat! Diese Löcher können aus vielen Gründen entstehen:

- Angst,
- alte Verletzungen,
- starke aktive, blockierende Glaubenssätze und Muster,
- nicht aufgelöste und losgelassene Wut, Trauer, Zorn, Hass,
- fehlende Gefühle für sich selbst,
- mangelnder Selbstwert, mangelnde Selbstliebe und mangelndes Selbstvertrauen
- u.v.m.

Eine Badewanne mit Löchern oder fehlendem Stöpsel im Abfluss kann die Energie selbstverständlich nicht halten. Sie sickert heraus, und mit jedem Tag wird die Wanne leerer und leerer. Der Antrieb verschwindet, Mut und Freude versickern. Alles wird immer trister, bis hin zu Depression und Krankheit. Bei sehr kranken oder depressiven Menschen fehlt sogar der komplette Boden der Badewanne (so ging es mir in den ersten dreißig Lebensjahren). Daraus entsteht sehr schnell ein großes Burnout.

Damit das nicht mehr passiert, ist es in deiner Verantwortung, deine schöne Energie-Badewanne liebevoll zu flicken und den Stöpsel wieder hineinzustecken.

Hier sind ein paar einfache, aber großartige Möglichkeiten, dieses zu tun:

- Selbsterkenntnis,
- Meditation,
- Freundschaft,
- Hilfe annehmen,
- Körperliche Nähe,
- Vertrauen aufbauen – zu dir selbst, dem Leben und anderen Menschen,
- herausfinden, was dich wirklich glücklich macht,
- Ängste und alte Verletzungen verarbeiten,
- verzeihen und versöhnen,
- nach und nach alles in deinem Leben so verändern, bis es dir wirklich Freude macht.

Die einfachen, klaren Dinge sind am besten, weil sie leicht umzusetzen sind. Einiges kannst du alleine erledigen, anderes braucht Hilfe von außen – ob durch Bücher, Seminare oder Experten.

Eines jedoch ist besonders wichtig:

Du allein kannst dich dafür ENTSCHEIDEN, dass *dein*e Badewanne IMMER voll ist! Wenn du das tust, sorgst du nach einer gewissen Übungsphase ganz automatisch dafür.

Wenn du dir ein Bild von einer schönen Badewanne malst, aus einem Katalog ausschneidest oder aus dem Internet ausdruckst und an den Badezimmerspiegel hängst, wirst du dich jeden Tag daran erinnern, dass sie immer voll bleibt. Probiere es mal aus!

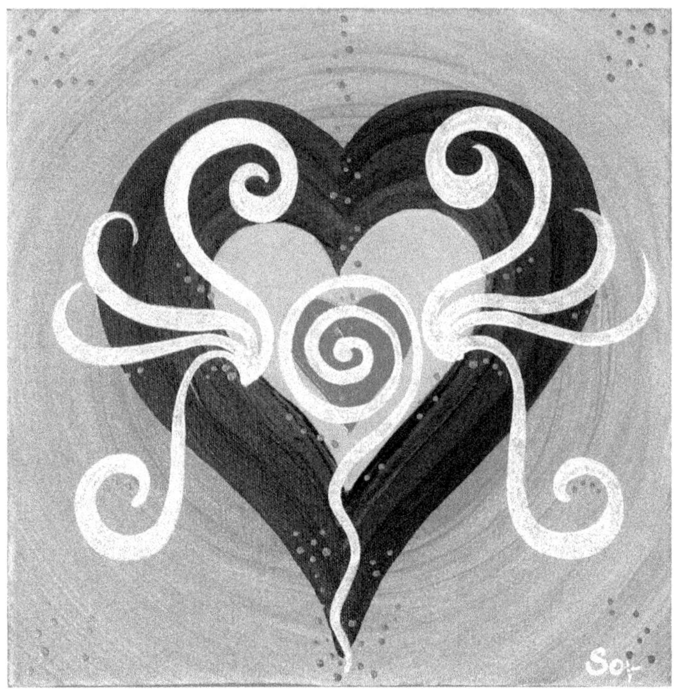

3. Klarheit

Wie schon einige Male beschrieben, geht es generell darum, in einer Krise möglichst klar zu bleiben. Es sollte ein Zusammenspiel von Herz, Bauch und Verstand sein, denn allein mit dem Kopf lassen sich anstrengende Situationen nicht ausreichend gut überstehen.

Die meisten Menschen reagieren zuerst körperlich und emotional auf eine Krise. Der Verstand ist meistens erst einmal offline, weil er von all den biochemischen Prozessen überfordert ist. Es regiert – wie anfangs schon beschrieben – der pure Instinkt.

Je besser du dich kennst, und je bewusster du mit dir und deinem Leben umgehst, desto schneller kommst du aus der rein instinktiven Urzeit-Haltung in die ganzheitliche Neuzeit-Haltung.

Zu dieser neuzeitlichen Klarheit gehören verschiedene Aspekte:

Klare Entscheidungen treffen

Statt die Herrschaft über dein Leben und dein Wohl deinem Ego zu überlassen, musst du wieder aktiv das Zepter in die Hand nehmen (siehe Erste Hilfe Punkt 4 und Übung im letzten Kapitel). Das geht am besten, indem du auf dein Herz, deinen Bauch und deinen Verstand gemeinsam als Ratgebertribunal hörst und klare Entscheidungen triffst. Das funktioniert jedoch erst, wenn der Schock überwunden ist. Bis dahin hilft die Erste Hilfe-Liste, denn diese brauchst du nur abzuarbeiten, ohne viel denken zu müssen.

Klare, bewusste Entscheidungen sind immer wegweisend. Sie lenken dein Leben aktiv und sorgen dafür, dass du bekommst, was du möchtest und brauchst. Und je besser du genau das weißt, desto schneller kannst du dafür sorgen, es zu bekommen. Passt etwas nicht (mehr) in dein Leben, kannst du es aktiv loslassen und verändern. Falls du das (noch) nicht kannst, muss das Leben dafür sorgen, dass es verschwindet... und die nächste Krise kommt.

Also spüre gut in dich hinein und entscheide erst, wenn es sich gut und richtig anfühlt. Da unser Herz und unser Bauch – und darin vor allem unser Darm – genau wissen, was gut für uns ist, kannst du ihnen vertrauen. Ziehen sie sich schmerzhaft und ängstlich zusammen, passt es nicht zu dir.

Wenn du ein wohliges Gefühl oder sogar ein paar Glücksschmetterlinge im Bauch spürst, bist du auf dem richtigen Weg.

Notizen machen

Schreibe deine Gedanken und Gefühle so bald wie möglich nach Auftauchen der Krise auf. Das tut einerseits sehr gut, weil du damit innerlich Ordnung schaffst und wieder klarer wirst. Wenn die im Kopf umhertobenden Gedanken notiert sind, gewinnst du sehr viel Klarheit und kannst viel besser prüfen, wie Lösungen aussehen können.

Andererseits kannst du auch später nachlesen, was in dir vorgegangen ist und gegebenenfalls daraus lernen.

Es gibt einen sehr passenden Spruch:

„Wer schreibt, der bleibt (in Balance)."

Körperliche Bewegung

Wie oben schon beschrieben, tut es vielen Menschen gut, sich an der frischen Luft und in der Natur zu bewegen, um einen klaren Kopf zu bekommen. So kann man die Gefühle und Hormon-Cocktails der Krise leichter abbauen. Selbst hartnäckige Kopfmenschen finden Gefallen daran, wenn sie sich einmal dazu überwunden haben.

Ob ein kleiner Spaziergang oder eine ausgedehnte Wanderung – spüre in dich hinein, was du aktuell brauchst. Du kannst auch dein Notizbuch mitnehmen, um in der natürlichen Umgebung mit ihrer frischen Energie gute und wichtige Gedanken zu notieren.

4. Das Innere Kind versorgen

Eine kurze Erklärung, was es mit dem „Inneren Kind" auf sich hat:

Das Innere Kind ist ein Symbol und eine modellhafte Betrachtungsweise der inneren Erlebniswelten eines Menschen. Es bezeichnet die im Gehirn (im sogenannten limbischen System) gespeicherten Gefühle, Erinnerungen und Erfahrungen aus der eigenen Kindheit.

Hierzu gehört das ganze Spektrum intensiver Gefühle, wie zum Beispiel grenzenlose Freude, abgrundtiefer Schmerz, Glück und Traurigkeit, Intuition und Neugierde, Gefühle von Verlassenheit, Angst oder Wut.

Die Arbeit mit dem Inneren Kind funktioniert nach dem Prinzip der bewussten Ich-Spaltung zwischen dem beobachtenden, reflektierenden inneren Erwachsenen-Ich und dem erlebenden Inneren Kind.

Die symbolhafte Vorstellung eines Inneren Kindes, die in der psychotherapeutischen Arbeit eingesetzt wird, bietet eine verständliche, nachvollziehbare und anwendbare Beschreibung innerer Prozesse, die dem Menschen ermöglicht, tiefenpsychologische Erkenntnisse zu gewinnen.

Ziel dieser besonderen, therapeutischen Herangehensweise ist es, seelische Wunden aus der Vergangenheit und Gegenwart zu heilen, falsche oder dysfunktionale Glaubens- und Lebensmuster zu erkennen, Probleme selbstverantwortlich und selbstkompetent zu lösen, sowie liebevollen Umgang mit sich selbst und anderen zu bewirken.[2]

---

2 Text von Susanne Hühn, Expertin für die Arbeit mit dem Inneren Kind, siehe Buchempfehlungen.

Der Kontakt mit dem Inneren Kind in uns ist ein kostbarer Zugang zu unserer Vergangenheit, unserem Ich und unseren Gefühlen. Wenn du tiefer in diese faszinierende therapeutische Arbeit eintauchen möchtest, findest du einige Werke in meinen Buchempfehlungen.

Liebe
Sobald Du Dich
daran erinnerst,
dass Du Liebe BIST,
kannst Du die Liebe
wieder fühlen.
© Sonja Ariel von Staden - 2018
www.sonja-ariel.com

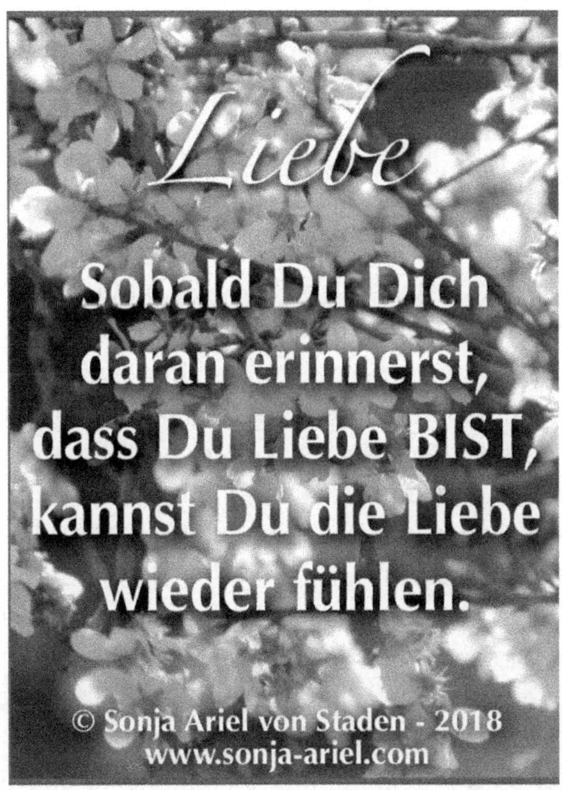

Meine persönliche Methode, mit dem Inneren Kind zu arbeiten

Wenn ich eine Krise erlebe – ob groß oder klein –, nehme ich mir viel Zeit zur Reflexion, damit ich daraus lernen und mich weiterentwickeln kann. Ein wichtiger Teil dieser Zeit ist meinem Inneren Kind gewidmet. Dazu begebe ich mich in einen meditativen, ruhigen Zustand, schließe meine Augen und stelle mir vor, wie ich drei bis fünf Jahre alt war. Ich öffne mein Herz und erfasse mit meinem Gefühl, wie es meinem Inneren Kind gerade geht, und wie es sich fühlt. In Krisen ist es oft verängstigt, gestresst, es weint oder ist total aufgeregt. Dann ist es meine Verantwortung, es mit meinem Erwachsenen-Ich zu beruhigen, zu umarmen und zu trösten. Manchmal gelingt es mir sogar schon im Schockzustand, denn ich weiß mittlerweile instinktiv, dass ich dann insgesamt noch ruhiger und klarer werde.

Wenn sich mein Inneres Kind beruhigt hat, kann ich es fragen, was es braucht, um wieder glücklich zu sein. Es kann der Wunsch kommen, spazieren zu gehen, mit meiner Katze zu kuscheln, zu schlafen, ein Eis zu essen oder etwas zu spielen. Ich folge diesen Wünschen, soweit es gerade möglich ist, denn tatsächlich helfen diese Anregungen sehr.

Falls du keine Erinnerungen an dich selbst in deiner frühen Kindheit hast, kannst du zum Beispiel ein Foto aus dieser Zeit zu Hilfe nehmen und dir dieses Bild innerlich als lebendiges Kind vorstellen. So kannst du leichter Kontakt aufnehmen.

Je öfter du mit deinem Inneren Kind kommunizierst, desto leichter fällt es dir. Besonders für sehr sensible Menschen ist diese innere Arbeit ein großer Gewinn und sorgt für mehr Ausgeglichenheit, Stabilität und Freude am Leben.

5. Soziales Netz

Wie schon bei der „Ersten Hilfe“ beschrieben, ist ein ganz wichtiger Faktor in der Bewältigung und Verarbeitung einer Krise das soziale Umfeld. Je stärker und stabiler das Netz aus Liebe, Vertrauen und Freundschaft um dich herum ist, desto weicher landest du, wenn du einmal fällst.

Echte Freundschaften sind gelebte, aktive Liebe. Man nährt und unterstützt sich gegenseitig mit Energie und ist respektvoll und achtsam im Umgang miteinander. Man kommuniziert ehrlich und offen, ohne den anderen zu überfordern, und kennt die gegenseitigen Grenzen. So bleibt eine Freundschaft lebendig und kann stetig wachsen.

Es kann auch sein, dass sich eine Freundschaft verändert oder gar zu Ende geht, denn jeder Mensch entwickelt sich in einem anderen Tempo und auch einmal in eine andere Richtung als der andere. Manche Freundschaften bleiben bestehen, andere trennen sich. Je mehr Vertrauen untereinander herrscht, desto mehr Veränderung verträgt eine Freundschaft.

Dies gilt auch für Partnerschaften, und im Idealfall auch für die Familienstruktur, aus der wir kommen.

Für Menschen, die diese Idealfälle (noch) nie erlebt haben, kann es anfangs schwierig sein, das nötige Vertrauen aufzubauen. Das kenne ich persönlich auch sehr gut und habe es mit der Zeit zum Glück erfolgreich verändert. Das kannst DU auch!

Ja, es braucht Mut, sich anderen Menschen zu öffnen. Und es braucht Zeit und Geduld. Überfordere dich und den anderen nicht, sei achtsam mit dir und nimm bitte nicht alles persönlich, was gesagt und getan wird. Gerade die sehr sensiblen

Menschen versuchen, alles richtig zu machen und treten genau deshalb in sämtliche Fettnäpfchen.

Wenn dir das passiert, kannst du dich entschuldigen, einen Blumenstrauß verschenken und um ein klärendes Gespräch bitten. Und selbst wenn ein Mensch sich wieder verabschiedet, gibt es da draußen in der Welt aktuell noch ca. acht Milliarden andere, die vielleicht genau DICH gern als Freundin oder Freund haben würden. Bleib am Ball! Es lohnt sich!

Um es noch einmal zu betonen:

Liebe ist eine Energie, die das ganze Leben lang fließen will. Ob zwischen zwei Liebespartnern, Familienmitgliedern oder Freunden. Es sollte ein ausgeglichenes Geben und Annehmen sein, damit alle Beteiligten glücklich sind. Dann kann man sowohl in einer Krise helfen als auch ganz viel Spaß miteinander haben.

6. Gefühle statt Emotionen

Was ist der Unterschied zwischen Gefühlen und Emotionen?

Im Wesentlichen haben diese beiden Begriffe etwas mit dem Menschen und seiner Entwicklung zu tun und wie sie damit umgehen.

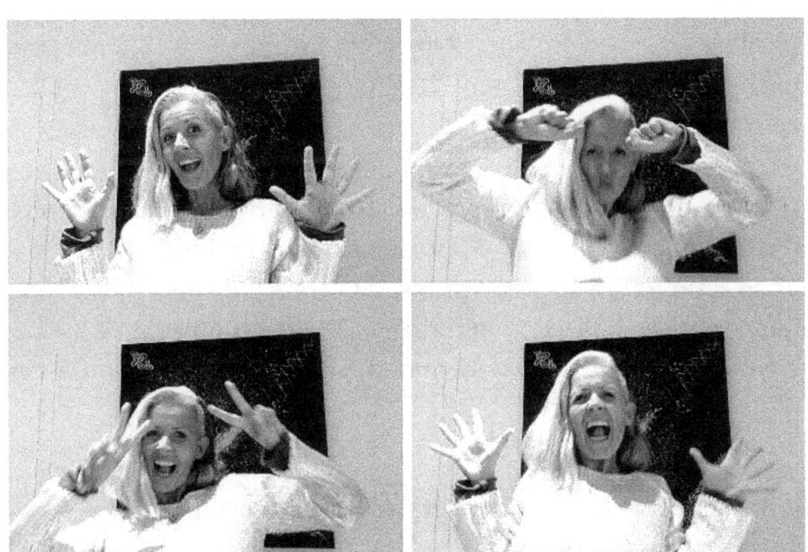

Emotionen sind mit frühen Erfahrungen in der Kindheit verbunden. Der Mensch nimmt einen Reiz in der Umwelt wahr, und im Gehirn wird der Reiz mit alten Erfahrungen und Reaktionen darauf verglichen. Meistens wird die Reaktion dann einfach wiederholt, bis der Mensch gelernt hat, anders zu reagieren.

Ein Gefühl ist ebenfalls die Reaktion auf einen äußeren Reiz, doch ist sie nicht mit alten Erfahrungen verbunden, sondern unmittelbar und direkt mit dem Geschehen.

Sinn eines bewussten, ganzheitlich offenen Lebens ist unter anderem, negative Emotionen zu verarbeiten und durch neue, positive Erfahrungen auszutauschen. Dann können sich bei der nächsten Gelegenheit neue Reizmuster und Verhaltensweisen zeigen, die angenehmer sind.

Es braucht eine Weile, um Gewohnheiten und Emotionen zu verändern. Man benötigt viel Klarheit, Willen und Disziplin, das Leben auf eine neue Spur zu lenken, doch lohnt es sich, die alten Emotionen zu betrachten, ihre Ursache zu ermitteln und dann neue Gefühle hervorzurufen. Das ist oftmals der Schritt in ein herrliches, freies Leben, in dem viel mehr Freude und Glück Platz haben.

Tsunami-Welle der Emotionen anhalten

Die meisten Menschen lassen sich in einer Krise von den alten Emotionen überrollen. Es fühlt sich meistens wirklich so an, als würde eine Riesenwelle aus negativen Gefühlen alles erdrücken und ersticken, was sich zuvor noch so positiv und schön angefühlt hat. Meistens dauert es viele Tage, Wochen oder gar Monate, bis wieder Frieden ins System einkehrt und sich Körper und Geist des Menschen von dieser Welle erholt haben.

Ich möchte dir einen neuen Ansatz vorstellen, den ich erfolgreich getestet habe:

Als ich in der Krise, die Anlass dieses Buches war, den Tsunami aus der Ferne herandonnern spürte, war ich gerade noch dabei, die Worte zu verarbeiten, die meine Krise ausgelöst hatten.

Gerade erst hatte ich all meine Wut aus meinem Körper geschrien (die Hunde in unserer Siedlung bellten alle noch), und die Tränen schossen aus meinen Augen. Die Welle kam frontal von vorne und schien unaufhaltsam zu sein. Innerhalb einiger Millisekunden war mit klar, dass ich nur zwei Alternativen hatte:

- Mich wie früher überrollen zu lassen und sehr lange zu leiden,
- oder mich JETZT SOFORT zu entscheiden, dieses Mal anders zu reagieren.

Es war eher instinktiv gesteuert, dass ich meine Hand mit der Handfläche nach vorne ausstreckte und innerlich ganz laut NEIN! rief.

Das Wunder geschah: Die Welle hielt inne. Alles in mir und um mich herum konzentrierte sich auf diesen Augenblick. Ich beobachtete die vor meinem inneren Auge eingefrorene, tiefschwarze und hundert Meter hohe Energiewelle kurz und fasziniert, dann brach sie in sich zusammen und verschwand.

So einfach. So effektiv.

Diese absolut klare Entscheidung stoppte den alten, gewohnten Verlauf des Dramas. Ich nutzte die lang trainierte Schöpferkraft in mir und entschied mich FÜR meine Freiheit und Klarheit. FÜR MICH. Für die Liebe.

Ich fühlte meine innere Meisterschaft, meine Krone, meine Weisheit. Als hätte ich all die Jahre nur für diesen Moment geübt.

Es war meine bislang größte Prüfung, die ich bestand. Und schon mischten sich unendliches Glück und unendliche Erleichterung in den Schmerz, der die Krise ausgelöst hatte. Während sich diese Gefühle vermischten, entschied ich, dass nichts und niemand mich je wieder verletzen würde, denn ich allein konnte aktiv über mein Leben bestimmen. Nur ich allein war in der Lage, mich zu verletzen. Und mir wurde – wieder einmal – bewusst, dass ich dieses immer seltener tun würde, je mehr ich mich selbst liebte. Wieder ein Grund mehr, die Selbstliebe immer mehr auszudehnen, denn dann kommen zwar immer noch Krisen, doch sie vernichten mich nicht mehr.

Spüre in meine Erzählung hinein. Nimm einmal meinen Platz ein und spüre für dich, wie du mit deinem Emotions-Tsunami umgehen möchtest. So kannst du Schritt für Schritt weiter in deine wahre Macht, Kraft und Weisheit hineinwachsen. Ich weiß, dass auch du in der Lage bist, die alten, negativen Gefühle zu beherrschen. Und als Nächstes kannst du sie dann analysieren, lieben und loslassen.

Umgang mit Wut, Schmerz, Zorn und Hass

In einer Krise spülen viele Gefühle hoch, wie ich oben schon intensiv beschrieben habe.

Und wie kannst du jetzt sinnvoll damit umgehen?

Wenn du es nun geschafft hast, den Emotions-Tsunami zu stoppen, sind trotzdem Gefühle da.

Es hängt vom Umstand der Krise ab, doch egal, welche Ursache sie hat, so ist doch mindestens eins der vier oben beschriebenen Gefühle beteiligt, oft sogar mehrere gleichzeitig.

Und es gibt zwei Wege, mit diesen negativen Gefühlen umzugehen:

Der unbewusste Umgang

Lassen wir diese Gefühle unbewusst in uns herumtoben, werden sie mit jeder Stunde größer und größer, bis sie uns restlos ausfüllen, unseren Verstand benebeln, alle anderen Gefühle betäuben und uns schlimmstenfalls aggressiv werden lassen. Sie gewinnen die Oberhand, übernehmen das Zepter und fluten unser Leben, bis wir sie entweder wegsperren oder betäuben müssen. Beides ist gefährlich für unsere Zukunft. Vielleicht kennst du diese Reaktionen von dir selbst oder deinen Mitmenschen.

Die Gefühle in den inneren Kerker wegzusperren führt dazu, dass du sie immer stärker machst, bis sie ausbrechen und – oft in ungünstigen Situationen – für neue Krisen sorgen.

Betäubst du die Gefühle mit Drogen (Alkohol, Zigaretten, Zucker etc.), geschieht das Gleiche. Beides macht auf die Dauer krank, depressiv oder aggressiv.

Der bewusste Umgang

Gefühle sind im Grunde immer präsent, auch wenn wir sie nicht bewusst wahrnehmen. Sobald sie stärker werden, rücken sie in unseren Fokus als eine Reaktion auf eine Aktion und/oder einen Reiz aus der Umwelt. Gehst du bewusst mit ihnen um, sind sie anfangs neutral. Du kannst sie wahrnehmen („Ach, das ist aber schön!", oder „Oh, das ist unangenehm"), akzeptieren, wenn du willst, den Grund für sie herausfinden, und sie dann wieder loslassen.

In einer Krise ist es eine große Herausforderung, sich selbst zu beobachten, denn dann werden Gefühle

1. automatisch sehr schnell bewertet und
2. sehr dominant, da der Stress dazukommt und alles intensiver erscheinen lässt.

Eine wundervolle Methode, um den Überblick zu behalten, ist der „unbeteiligte Beobachter".

Diese Technik kommt ursprünglich aus dem Buddhismus und ähnelt der im Westen bekannte „Vogelperspektive", aus der du dich selbst und deine aktuelle Situation neutral anschauen und analysieren kannst. Beides ist das Gegenteil der „Froschperspektive", in der du nur deine Emotionen und Gefühle wahrnimmst und darin gefangen bist. Von ganz unten betrachtet, ist selbst ein kleines Problem riesengroß, und das Ego ist ziemlich gut darin, aus einer Mücke einen Elefanten zu machen und uns so geschickt ins Drama zu ziehen – siehe nächster Abschnitt.

Es ist sehr befreiend, sich selbst zwischendurch ohne Bewertung von außen zu beobachten. So bleibt man gelassener und trifft bessere Entscheidungen. Wenn alles zu viel wird (wie in einer Krise), kann man schneller reagieren und sich notfalls tatsächlich körperlich zurückziehen, um in aller Ruhe Lösungen zu finden.

Je mehr du diese Methode nutzt, desto besser lernst du dich und deine emotionalen Reaktionen, Gewohnheiten und

Dramen kennen. So kannst du in Extremsituationen viel klarer und bewusster reagieren und zwischen Emotionen und Gefühlen unterscheiden. Die Emotionen kannst du beherrschen (wie den Tsunami), und die Gefühle kannst du wahrnehmen und so schnell wie möglich wieder loslassen, wenn sie dir nicht helfen.

Mir selbst und vielen anderen Menschen hat das sehr geholfen, ein glücklicheres und, vor allem, entspannteres Leben zu führen.

Dein Ego als Dramaverstärker

Dein Ego wirkt immer. Es erzeugt Gefühle und verbindet sie über Erinnerungen und Erfahrungen mit deinem Verstand und deinem Herzen. Wenn du es überzeugen kannst, dir ab heute die Sonnen- statt die Schattenseite des Lebens zu zeigen, kann sich alles verändern.

Ohne Ego gibt es kein menschliches, bewusstes Leben. Derzeit ist es immer noch wichtig, diesen Anker, diese Verbindung zwischen Seele und Körper, zu haben. Deshalb kannst du das Ego weder ignorieren noch töten, noch solltest du es als Feind betrachten.

Wenn dein Ego in einer Krise einen Bannkreis zwischen dir und dem Leben zieht, halt inne. Spüre, wie das alte Glaubensmuster und der alte Schmerz, die von außen durch die Krise heraufbeschworen wurden, auf dich wirken.

Spüre die alte Angst, die wahre Ursache aus der Vergangenheit, doch bitte nur ganz leicht und zart. Sie ist eine alte Wegbegleiterin, die du hier und jetzt entlassen kannst. Umarme sie und alles, was damit verbunden ist. Umarme auch die Wut und den alten Zorn, die sich daran klammern. Dann verabschiede alles, was dich kalt, einsam und dunkel macht. Entlasse alles mit Dankbarkeit und Respekt aus deinem Leben, was dir nicht mehr dient, damit du frei und leicht sein kannst. Es war einmal wichtig für dich, doch nun kann es „in Rente" gehen.

Ein altes Glaubensmuster ist wie ein dichtes Gewebe aus Furcht und vielen dunklen, zerstörerischen Gefühlen. Manchmal hauchdünn, manchmal erstickend eng. Solange es dieses Gewebe in dir gibt, wird jemand oder etwas es immer wieder in Schwingung bringen. Und das tut weh!

Jedes Mal, wenn es weh tut, fällst du ins Drama. Dein Ego verstärkt das Drama so lange, bis du endlich etwas änderst.

Du kannst das Gewebe, diese Schmerzmembran, verändern, transformieren und auflösen. Du kannst dein Leben wieder mit Licht füllen, falls es in dir dunkel geworden ist. Du bist dazu in der Lage. Jederzeit!

Mache dir bewusst, dass alles, was irgendwann einmal begonnen hat, hier und jetzt auch wieder enden kann. Und alles, was du dir erträumst und zutiefst wünschst, kann hier und jetzt beginnen. Deine Aufmerksamkeit ist es, die deine Realität formt.

Betrachte dein Ego als kleines Kind. Dieses kleine Kind will entdecken, will Abenteuer erleben und sich beweisen. Es will seine Kraft erproben und ist dadurch auch im ständigen Kampf mit seiner Umwelt und auch mit deinem Bewusstsein. Dein Bewusstsein ist mit deiner Seele, und diese mit deiner Ursprungsquelle verbunden. Jenseits dieser besonderen Erde gibt es keine Dualität. Es gibt nur Bewusstsein. Doch auf der Erde, jetzt in dieser Inkarnation, hast du entschieden, mehr zu sein. Du willst ERFAHREN, wie du deine Fähigkeiten ANWENDEN kannst.

Das geht nur hier. Mit allem, was du jetzt zur Verfügung hast: Körper, Geist, Gehirn, Herz, Intuition und Seele. Und nur MIT deinem Ego.

In einer frühen Phase, in den ersten Jahren nach deiner Geburt, hat dein Ego vielleicht erfahren, dass das Leben ein Kampf ist. Kampf um Liebe, Anerkennung, Aufmerksamkeit, Sicherheit, Nahrung, Zärtlichkeit etc. Diese frühe Erkenntnis bleibt so lange aktiv als Glaubensmuster und verwickelt dich immer wieder in neue Kämpfe, bis du erwachst und lernst, dein Leben aus einem neuen Blickwinkel zu sehen.

Dann hast du die Macht, dein Ego zu überzeugen, dass es auch schöne Dinge zu erfahren gibt. Dass es möglich ist, Liebe und Anerkennung auf friedlichem, leichtem und freundlichem Weg zu bekommen. Dass du so toll und wundervoll bist, dass die erfreulichen Dinge, die du dir so sehr wünschst, ZU DIR kommen können, statt immer hinter ihnen herlaufen zu müssen.

Du kannst dein Ego wie eine Mutter oder ein Vater in die Arme nehmen. Es ist der direkte Bezug zu deinem Inneren Kind, denn beide sind verschmolzen, als dein Bewusstsein erwachte. Deshalb kannst du es trösten, wenn es traurig oder zornig ist auf die Vergangenheit. Du kannst es lieben, wie du noch nie geliebt wurdest. Du kannst ihm voller Zärtlichkeit die Welt neu erklären.

Es kann sein, dass dieser Wandel Zeit braucht. Doch es ist möglich.

Glaube an dich und deine unerschöpfliche Kraft. Du kannst eins sein mit allem. Auch mit deinem Ego, das der Grund dafür ist, dass du das „Abenteuer Leben“ überhaupt als Mensch erleben kannst. Nur zusammen mit ihm kann deine Seele fühlen, atmen und über die Erde wandeln. Wenn du dich dafür bedanken und dich selbst dafür lieben kannst, diesen Weg gewählt zu haben, wird aus Schatten wieder Licht.

Bewusstsein statt Drama

Ein Drama entsteht, wenn der Emotions-Tsunami dich überrollt. Dann versinken alle positiven Gedanken in der dunklen Flut der Erinnerungen, die scheinbar gleichzeitig alle aktiviert werden. Dann wird selbst das sanfteste Wesen zu einer wilden Frau oder einem wilden Mann. Dann tauchen uralte Beschuldigungen, Ängste, Unsicherheiten und andere negative Erfahrungen auf, die auf das Gegenüber projiziert werden, obwohl der- oder diejenige oft überhaupt nichts damit zu tun haben. Und selbst wenn sie früher einmal Fehler gemacht haben, so sollten sie verziehen sein und nicht zum hundertsten Mal hervorgeholt werden, um dem Gegenüber ein schlechtes Gewissen zu machen oder ihm/ihr die ganze Schuld zuzuschieben.

Im Drama hat das Ego die alleinige Macht über dich. Weder dein Herz noch dein Bauch mit seiner wundervollen Intuition können gegen diese Macht etwas ausrichten. Das Ego will dich aus Gewohnheit und Sicherheitsdenken wieder zurück in die uralten Gefühle lenken, die du schon als kleines Kind hattest und die vermeintlich richtig sind, denn so hast du es einst gelernt. Das bedeutet, dass es in einem Drama oft nur das verletzte, traurige Innere Kind ist, das agiert, sich verteidigt und Angst hat.

Ein Drama ist laut, exzessiv und manchmal bedrohlich. Unter der Tsunami-Welle kehrt sich die Schattenseite eines Menschen massiv nach außen – egal, wie sehr man schon an sich gearbeitet hat. Deshalb ist es so wichtig, sich selbst zu beobachten und den Zeitpunkt zu erkennen, wann die Emotionswelle anrollt, und wie man sie stoppt.

Mein Ex-Mann Siranus hat einen einfachen Trick angewendet, um mir, der großen Drama-Queen, zu helfen, auszusteigen:

Immer, wenn er bemerkte, dass ich ungerecht, verzweifelt, laut oder aggressiv wurde (oder schlimmstenfalls alles zusammen), sagte er: „Ich liebe dich sehr, aber ich steige jetzt aus. Das hat nichts mit mir zu tun. Bitte löse *dein* Drama allein. Ich bin im Nebenzimmer, wenn du mich brauchst.“ Mit diesen Worten ließ er mich stehen und toben – und ging.

Anfangs war es sehr hart für mich, denn ich fühlte mich verraten und allein gelassen (wie all die Jahre zuvor von meinen Eltern und anderen Menschen). Doch schnell bemerkte ich, dass man ein Drama einfach nicht ALLEIN spielen kann!

Wenn einer aussteigt, bricht die Welle in sich zusammen. Es ist Übungssache, den Zeitpunkt des Beginns eines Dramas zu erkennen. Übrigens verhält es sich damit ähnlich wie bei Depressionen, die in Wellen kommen. Auch diese Wellen kann man erkennen und anhalten.

Für ein Drama gilt:

1. Es kostet sehr viel Energie – deine eigene und die deines Gegenübers.
2. Es macht das Problem noch größer.
3. Man gewinnt nichts, verliert aber oft viel.
4. Man kann es verändern!

Wenn du, wie im vorangegangenen Abschnitt beschrieben, lernst, wie du sinnvoll und liebevoll mit deinem Ego und deinem Inneren Kind kommunizieren kannst und die beiden besser kennenlernst, wird auch die Dramaenergie immer geringer werden. Wenn die alten Verletzungen deiner Vergangenheit gefunden und geheilt werden, gibt es immer weniger Anlass für ein Drama. Die Triggerpunkte, die andere Menschen früher bewusst oder unbewusst drücken konnten und die dich ins Drama geworfen haben, werden verschwinden.

Du kannst dich entspannen, sparst Energie und Nerven und kannst dich ganz deiner Klarheit und Gelassenheit widmen.

Trotzdem glücklich!

Mir persönlich hat vor einigen Jahren das Buch „Das Glücksvirus" von Robert Scheinfeld einen entscheidenden Impuls gegeben (siehe „Buchempfehlungen"). Es beschreibt einen sehr besonderen Umgang mit dem Thema Glück. Der Autor ist der Überzeugung, dass jeder Mensch sein Leben sinnvoll lenken kann, denn im Grunde ist es nur eine einzige, große Illusion. Wenn du dich für dieses Thema interessierst, kann ich dir das Buch nur sehr empfehlen.

Meine wichtigste Erkenntnis daraus:

Wenn meine Gedanken, Gefühle und Entscheidungen mein Leben bestimmen – und dessen bin ich mir mittlerweile sehr sicher –, dann kann ich JETZT immer wieder neu entscheiden. Das habe ich ja schon mehrfach auf den vorangegangenen Seiten beschrieben.

Wenn ich also mit einer einfachen Entscheidung meinen Fokus vom Schmerz weglenken kann, brauche ich einen Kernsatz, an den ich mich auch im Drama erinnern kann (einer Situation, in der ich nicht klar denken kann, weil mein Ego die Macht hat und es mich bewusst in den Schmerz lenken will). Diesen Kernsatz – eine einfach Powerfrage[3] – konnte ich für mich finden.

Er lautet: **„Warum bin ich trotzdem glücklich?"**

Das bedeutet:

Wenn ich spüre, dass ich mich nur noch auf das konzentriere, was NICHT funktioniert, spreche ich laut, oder auch nur in meinem Herzen, diese Frage aus. Du kannst es ja mal ausprobieren.

Das Großartige an dieser simplen kleinen Übung ist, dass man sich nicht gleichzeitig auf den Schmerz UND das Glück konzentrieren kann. Entweder, oder!

Fokus
Wenn mal nix mehr vorwärts geht, frage Dich bitte:
"Warum bin ich trotzdem glücklich?"
Dann beobachte, was in Dir passiert ...
Sonja Ariel von Staden - www.sonja-ariel.com

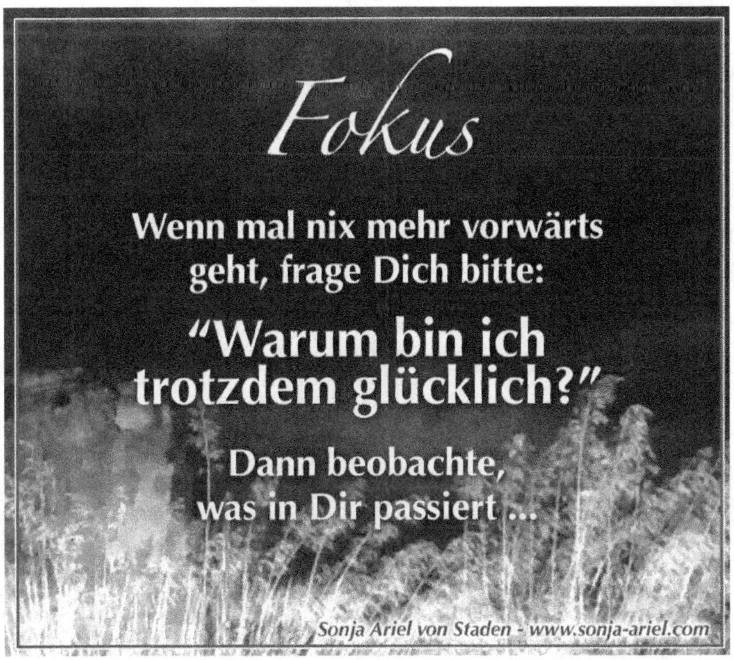

3 Siehe Kapitel „Übungen und Rituale"

Wenn ich also spüre, dass ich mich mitten in einer Krise auf dem Weg in den Schmerz befinde, spreche ich diese Frage und konzentriere mich auf das Gefühl von Glück. Denn für mich ist es immer auch eine Entscheidung, die mein persönliches Glück erzeugt. Glück ist immer da. Es wartet an jeder Ecke, in jedem Augenblick. Nur weil du eine Krise hast, verschwindet es nicht. Du kannst es nur in solch einer Situation nicht sehen und fühlen.

Man kann Glück wirklich trainieren, indem man den Fokus immer wieder darauf richtet. Auf die kleinen und großen Dinge und Momente im Leben, die glücklich machen.

Glück ist individuell. Jeden Menschen macht etwas anderes glücklich. Was also ist es, was DICH glücklich macht?

Du kannst dir ja mal eine Liste in dein Notizbuch schreiben und sie bei Gelegenheit erweitern. Das führt dazu, dass du noch aufmerksamer für all die schönen, magischen und einzigartigen Momente von Glück wirst. Außerdem hilft es dir dabei, dich selbst besser kennenzulernen und dich in geeigneten Situationen – wie einer Krise – daran zu erinnern, dass du jederzeit glücklich sein kannst.

7. Nährstoffe und Lebensmittel

Gute Ernährung

Viele Menschen neigen in Krisen dazu, jede Vernunft beiseitezuschieben und sich im Schmerz, in der Wut und Trauer entweder mit allem vollzustopfen, was die Küche hergibt, sich sinnlos mit Alkohol zu betrinken oder zu hungern, weil sie keinen Appetit haben.

Dies geschieht, weil sich die meisten Menschen nicht dessen bewusst sind, dass gerade ihr kostbarer Körper entscheidend zur Bewältigung der Krise beiträgt. Im Augenblick einer Krise werden, wie oben schon ausführlich beschrieben, viele biochemische Prozesse ausgelöst, die Emotionen, Gefühle und Aktionen hervorrufen. Hormone toben durch deinen Körper und vernebeln jeden klaren Gedanken, sodass kaum eine vernünftige, gute Entscheidung getroffen werden kann. Und dies nicht nur im ersten Moment, sondern über einen recht langen Zeitraum – je nach Intensität der Krise.

Dein Körper verbraucht in einer Krise deutlich mehr wichtige Nährstoffe als im Normalzustand, denn er braucht sie, um Hormone zu bilden, alle Aktionen zu koordinieren, Schadstoffe abzubauen etc.

Ich fordere dich nun liebevoll auf, dich etwas zu fragen:

„Wie lange willst du in der Krise bleiben? So lange wie möglich, oder nur so lange wie nötig?"

Das ist keine rhetorische Frage, sondern eine sehr wichtige. Auch wenn einiges, was nun folgt, ziemlich krass und unerbittlich klingt, ich möchte dir damit nur aufzeigen, wie du einfach und gut für dich sorgen kannst.

Wenn es dir egal ist, was mit dir passiert, hast du das Buch umsonst gelesen (aber das glaube ich nicht). Wenn du die Krise bewusst und so zügig wie möglich meistern möchtest, nutze die Möglichkeiten deines Körpers und unterstütze dich selbst, indem du ein paar einfache Dinge berücksichtigst.

In einer Krise braucht dein Körper:

1. Gute, leichte und gesunde Lebensmittel.
2. Viel klares, gutes Wasser.
3. Basische Nahrung und Getränke, da eine Krise dich „echt sauer" macht.
4. Ausgleichende Nahrungsergänzungen – je nach Typ und Veranlagung.

Gesundheit
Eine gesunde Ernährung
kann einen Menschen heilen.
Doch nur dann, wenn sie Genuss
schenkt und gleichzeitig das
Bewusstsein stimuliert wird.
© Foto & Text: Sonja Ariel von Staden - www.sonja-ariel.com

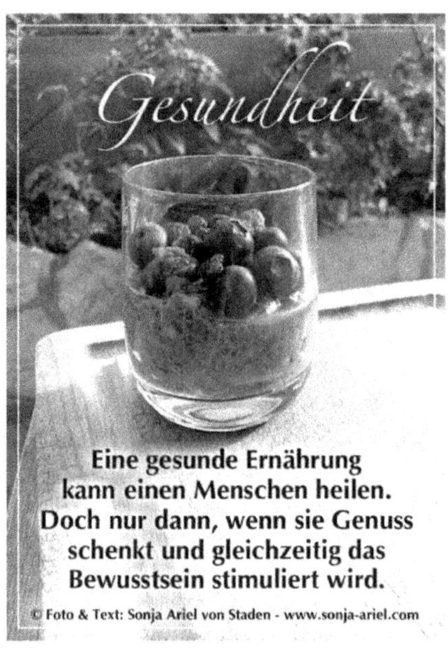

Gute, leichte und gesunde Lebensmittel

Ich unterscheide bewusst zwischen Lebens- und Nahrungsmitteln. In den meisten Nahrungsmitteln, die man in Supermärkten bekommt, steckt kaum noch Leben oder gar wichtige Nährstoffe. Vieles ist industriell verarbeitet, chemisch und gentechnisch ergänzt oder verändert. Es entzieht dem Körper mehr, als es ihm schenkt.

Echte LEBENsmittel fördern das Leben. Solltest du dich schon bewusst und gesund ernähren, brauchst du diesen Abschnitt nicht weiter zu lesen. Solltest du es noch nicht tun, nimm dir Zeit.

Du brauchst biologisch wertvolle Stoffe wie Gemüse, Obst, Getreide, Nüsse und Samen, um dich wohlzufühlen. Tierische Produkte, vor allem Fleisch, Käse und Eier, sind angeblich wichtig für uns Menschen und gut verdaulich. Allerdings ist mittlerweile das Gegenteil nachgewiesen worden.

Wenn du selbst in Krisenzeiten partout nicht darauf verzichten kannst und willst, sorge bitte wenigstens für Fleisch von Tieren, die nicht ihr ganzes Leben lang gelitten haben, mit Antibiotika und Hormonen vollgestopft wurden (die du dann zu dir nimmst) und im Sonderangebot verschleudert werden.

Biologisches Essen ist wertvoller, aufwändiger herzustellen und daher auch etwas teurer als billige Discounterware. Doch Krankheit und Schmerz sind noch teurer und sehr unangenehm. In Krisensituationen kannst du dir einen großen Gefallen tun und dich einmal bewusst nach biologisch angebauten Lebensmitteln umschauen. Und selbst in Discountern findet man sie, auch wenn es die unterste Stufe von „Bio" ist, doch immerhin besser als das „Billigfutter", das meistens direkt daneben liegt.

Je frischer, desto besser, je achtsamer angebaut und verarbeitet, desto wertvoller – für DICH. Aus diesen Lebensmitteln kann dein Körper alle wichtigen Bestandteile gewinnen, die er in der Krise dringend braucht.

Mit leichter Kost ist gemeint, dass du auf ein Übermaß von Zucker, Fetten und tierischen Produkten möglichst verzichten solltest. Diese zu verdauen kostet deinen Körper zusätzlich viel Kraft und Nährstoffe, die er anderweitig viel dringender braucht.

Es gilt immer der goldene Mittelweg:

Wenn dein Körper das Signal gibt, dass er Zucker oder Fett will (zum Beispiel in Form von Schokolade, Eis oder Chips), weil er darauf trainiert oder es in Stresssituationen gewohnt ist, kannst du einmal bewusst den Verbrauch reduzieren oder dir eine gesunde Alternative besorgen. Es ist schwierig, in Krisenzeiten alte Gewohnheiten zu verändern (das weiß ich selbst nur allzu gut), deshalb ist es wichtig, dieses vor oder nach der Krise zu tun, wenn es dir gut geht.

Ein paar LEBENsmittel, die du als Mischkostler/in austauschen kannst:

- Soja-Fleischersatz (Schnitzel, Burger, Würstchen etc.),
- Pflanzenmilch und -sahne (aus Kokos, Hafer, Reis etc.),
- Süßes aus dem Bioladen, das mit Datteln oder Birkenzucker (Xylit) statt mit Zucker gesüßt ist.

Gehe einfach mal bewusst mit deinem Herzen und deinem Darm einkaufen. Das klingt wieder schräg, doch die beiden wissen, was du wirklich brauchst, während dein Verstand auf alte Gewohnheiten zurückgreift. Je öfter du das machst, desto leichter fällt es dir, dich endlich wieder natürlich und nach deinem individuellen Zustand zu ernähren.

***„Je gesünder du bist,
desto leichter meisterst du Krisen!"***

Viel gutes, klares Wasser trinken

Heutzutage ersetzen viele Produkte eins der wichtigsten Lebensmittel, die ein Mensch zu sich nehmen kann: klares, gutes, stilles Wasser.

Stattdessen brauchst du dich nur einmal im Supermarkt umzuschauen:

Die Vielfalt an Säften, Energy-Drinks, Fertigkaffees, Milchgetränken und anderen chemisch zubereiteten Getränken ist unendlich. Meistens sind es Mischungen aus einfachem, isoliertem Billigzucker (der u.a. das Gehirn verstört und sogar zerstört), Wasser, künstlichen Farbstoffen und Geschmacksverstärkern und mit ein bisschen Glück ein paar Prozent natürlichen Elementen. Das meiste kann dein Körper nicht verarbeiten, und es kostet ihn immens viel Aufwand, es loszuwerden. Vieles putscht unnötig auf, was dir kurzzeitig das Gefühl von mehr Energie gibt, langfristig jedoch krank und sogar abhängig macht, weil du kein Gefühl mehr für deinen natürlichen Ruhebedarf hast.

Viele Menschen haben gar kein Bewusstsein mehr dafür, was ihr Körper wann genau braucht. Ihr Tag beginnt mit Kaffee oder süßen Säften und mit einem zu frühen, schwer verdaulichen Frühstück. Dann geht es weiter mit einem eilig verschlungenen Mittagessen und vielen kleinen Zwischenmahlzeiten (oft, um den Stress auszugleichen). Der Tag endet in einem schweren, späten Abendessen, das der Körper nachts gar nicht verdauen kann. Meistens wird zu wenig getrunken, und wenn, dann etwas, das der Körper nicht nutzen kann.

All dies ist weit weg von dem, was wirklich richtig und gesund wäre. Und obwohl es enorm viel Literatur und Wissen darüber gibt, nimmt sich die Mehrheit der Menschheit nicht die Zeit, die eigenen Bedürfnisse zu erkennen.

Klares, gutes und, vor allem, stilles Wasser ist das Basiselement des Lebens. Du bestehst zum allergrößten Teil aus Wasser! Es nährt deine Zellen, sorgt für einen reibungslosen Ablauf aller wichtigen biochemischen Prozesse deines Körpers und schwemmt ganz entspannt alle Giftstoffe aus, die sich im Laufe des Tages ansammeln.

Solltest du klares Wasser nicht so gern mögen, trink wenigstens *einen* Liter in purer Form. Und wenn du in den kühlen Jahreszeiten lieber etwas Heißes trinkst, kannst du natürlich warmes oder heißes Wasser trinken. Die Menge sollte im Idealfall zwei Liter oder mehr betragen.

Das sollte die Basis des Tages sein. In der Kombination „gute Lebensmittel und gutes Wasser“ kann dein Körper dann durchaus auch einen Kaffee, ein Glas guten Saft (ohne Zusatzstoffe) oder auch etwas Alkohol vertragen. In Maßen sind Genussstoffe in Ordnung, denn der gesunde Körper ist sehr gut in der Verarbeitung von Dingen, die er nicht braucht, und kann sie sinnvoll entsorgen. Ist er jedoch ohnehin schon geschwächt, braucht er in einer Krise doppelt so viel Unterstützung wie normal.

Basische Lebensmittel

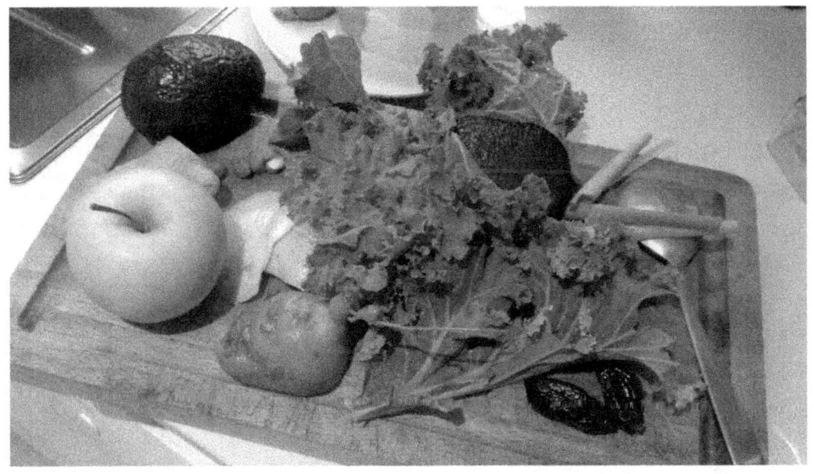

Der normale Alltag mit seinem Dauerstress, der Umweltverschmutzung und den kleinen und großen Sorgen macht den Körper schnell sauer. Viele Menschen sind dramatisch übersäuert. Dies führt zu vielen Stoffwechselkrankheiten und zu anderen Zivilisationsbeschwerden (Krebs liebt und braucht ein saures Milieu, um zu wachsen). In einer Krise verstärkt sich der Stress noch einmal enorm, sodass der Körper noch saurer wird als er ohnehin vielleicht schon ist.

Die meisten unverarbeiteten Pflanzen machen den Körper basisch.

Am einfachsten ist mein Notfall-Lieblingsrezept, wenn ich mal so richtig ***sauer*** bin:

Eine oder mehrere Biozitronen frisch gepresst über den Tag verteilt genießen. Am besten morgens auf nüchternen Magen. Bitte maximal mit lauwarmem[4] Wasser verdünnen, wenn du sie nicht pur trinken kannst. Zitrone ist zwar sehr sauer, wenn man sie trinkt, wird im Körper aber basisch verstoffwechselt und kann Wunder bewirken!

Eine einfache Auflistung für dich:

Basenbildner (basische Lebensmittel) sind:

Fast alles Pflanzliche wie

- Gemüse,
- Obst,
- Kräuter, vor allem Wildkräuter,
- Pilze,
- Keimlinge,
- Samen und Kerne,
- Mandeln, Walnüsse, Pistazien, Zedernnüsse, Macadamianüsse.

4 Vitamin C und andere wichtige Nährstoffe werden mit zu viel Hitze vernichtet. Die berühmte „Heiße Zitrone“ ist somit überhaupt nicht so gesund, wie man glaubt.

Säurebildner (säurebildende Lebensmittel) sind:

- Fleisch,
- Fisch,
- Milch und Milchprodukte,
- Eier,
- alle Getreidearten und Getreideprodukte wie Nudeln, Brot und alle Sorten von Gebäck,
- Zucker und alle Süßigkeiten,
- Kaffee,
- Espresso,
- Schwarztee, grüner Tee, weißer Tee, Früchtetee,
- Limonaden, Energy-Drinks, Cola, Alkohol.

Ausgleichende Ergänzungen

Solltest du Zugang zu guten, bioaktiven Nahrungsergänzungen haben, nutze sie. Aber bitte achtsam und gern auch mit Unterstützung von Experten. Es gilt nicht der Merksatz: „Mehr ist besser!“, sondern „Jeder Mensch braucht zu jeder Zeit das individuell Richtige.“

Am schönsten ist es, wenn du dich selbst so gut kennst und fühlst, dass dein Körper dir genau mitteilen kann, was er gerade braucht. Das kannst du üben, und es wird dir dein Leben enorm erleichtern und verbessern.

Hier noch ein Tipp für Vitamine und Mineralstoffe:

Eine Kombination aus Vitamin D, Vitamin K, Vitamin C, Vitamin B12 und Magnesium.

Davon haben die meisten Mitteleuropäer eindeutig zu wenig. Besonders in Krisenzeiten ist dein Körper dankbar, wenn er auf diese Weise unterstützt wird.[5]

5 Buch dazu: „Gesund in sieben Tagen: Erfolge mit der Vitamin-D-Therapie" von Dr. von Helden, Hygeia-Verlag

8. Geduld

Eine Krise ist immer einzigartig und mit keiner vorangegangenen zu vergleichen. Was wir allerdings vergleichen können, ist unser Umgang damit. Je nach Wucht und Auslöser kann sie ein paar Stunden andauern, oder viele Jahre.

Deshalb ist es so wichtig, all die Dinge konsequent und gleichzeitig so liebevoll wie möglich zu beachten, die ich in diesem Buch aufgezählt habe.

Um dir zu vermitteln, was Geduld wirklich bedeutet, möchte ich „Das Sternentor der Geduld" (Bild unten) zitieren, das ich 2011 gechannelt und gemalt habe[6]:

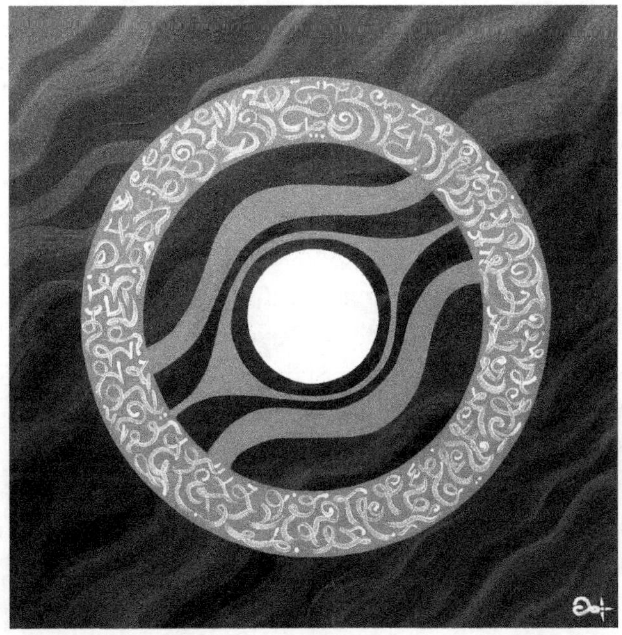

6 www.sternentore.de

„Geduld ist eine Macht, eine Kraft, ein Zeichen. Sie fordert und fördert all deine Sinne, dein ganzes Bewusstsein. Geduld ist Mut und Klarheit. Wenn du geduldig in dich selbst hineinhörst, sprichst du mit deinem Herzen, deinem Bauch und deiner Intuition. Geduld trainiert im besten Sinne alles, was du bist. Du lernst, auf dich selbst und deine Gefühle zu hören. Du erkennst mit jeder Probe deiner Geduld besser, was du wirklich willst und brauchst.

Erkenne den großen Wert der Geduld. Du bist ein kraftvolles, bewusstes Wesen auf Erden. Du kannst dich immer mehr entfalten und den Fluss des Lebens genießen, wenn du dem Universum, dem Leben und deiner Schöpferquelle vertraust. Alles, was geschieht, dient dir und passiert zur rechten Zeit. Erkenne den Unterschied zwischen Abwarten und dem Signal, zu handeln. Tief in dir kommt dieses Signal aus der Quelle deiner Schöpfermacht und fordert dich auf, zu dir zu stehen und aus Liebe deinen Seelenplan in die Tat umzusetzen – zur rechten Zeit. Geduld ist gelebte Selbstliebe und Selbstvertrauen.“

Geduldig zu sein ist also vor allem ein Schritt hin zu mehr Fürsorge mit dir selbst. Niemand kann dich zwingen, übereilt zu handeln. Besonders nicht in einer Krise. Du brauchst deine individuelle Zeit, um neue Kraft und Zuversicht zu schöpfen. Hör auf dein Herz und spüre, welche Schritte an der Reihe sind, wann die Zeit da ist zu handeln, und wann es wichtig ist, eine Auszeit zu nehmen, um neue Energie zu tanken.

Ein paar zusätzliche Impulse zum Thema für dich als Zusammenfassung:

Hab bitte Geduld mit dir selbst

Du bist ein Mensch. Du lernst am intensivsten aus Krisen und Fehlern. Du lernst, dich selbst besser kennen und kannst mit deinen Erfahrungen neue Wege gehen, wenn du gnädig mit dir und dem Leben bist.

Du bist kostbar. Deshalb ist es wichtig, gut auf deinen Körper und dein Herz zu hören und besonders in Krisen geduldig zu sein. Es ist deine Entscheidung, gut für dein Wohlbefinden zu sorgen.

Hab bitte Geduld mit der Situation und den Menschen, die gebenenfalls beteiligt sind

Jede Krise braucht andere Maßnahmen und hat andere Voraussetzungen. Falls du selbst nicht klar sehen kannst, hol dir Hilfe, um das Große Ganze entspannt zu überblicken. So kannst du mit Geduld viel besser erkennen, wann es zu handeln oder abzuwarten gilt.

Auch die Menschen, die in die Krise verstrickt sind, sind wichtig für dich. Statt sie zu verurteilen, kannst du reflektieren, warum sie mit dir „das Spiel des Lebens spielen", und du kannst entscheiden, ob sie in deinem Leben bleiben werden. Doch lass dir bitte auch für diese Entscheidungen Zeit, denn aus Wut oder Groll heraus triffst du selten die richtigen Entscheidungen. Bleib geduldig und hör dir bitte auch die Argumente der anderen Seite an. Es können wichtige Botschaften für dich sein (siehe Abschnitt „Reflektiere deinen Anteil an der Krise").

Sei bitte geduldig, was neue Pläne für die Zeit nach der Krisenbewältigung betrifft.

Neue Pläne solltest du erst machen, wenn deine innere Balance wieder da ist. Warte damit, bis du dich wieder wohl fühlst und wieder den Boden unter den Füßen fühlst. Denn erst dann kannst du – im wahrsten Sinne – die nächsten Schritte machen.

Geduld
Entscheidest Du Dich,
geduldig zu sein,
wird sich alles in Deinem Leben
viel leichter und besser fügen.
Probiere es aus und beobachte,
was in Dir und um Dich herum
passiert ...
Sonja Ariel von Staden - www.sonja-ariel.com

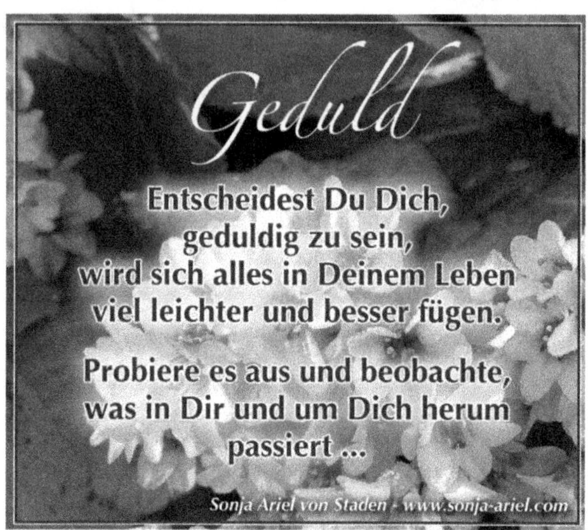

Kommunikation

Um die Krise so leicht und schnell wie möglich zu meistern, ist es wichtig, ehrlich, offen und klar zu kommunizieren. Mit dem Menschen, der die Krise ausgelöst hat, und mit den Menschen, die helfen möchten.

Eine Erläuterung zum Begriff „Kommunikation"

„Kommunikation findet auf vielen Ebenen und über alle Sinne statt. Du siehst mich, ich sehe dich. Du hörst mich, ich höre dich. Doch ob wir uns verstehen, hängt selten von Worten, sondern vielmehr von unserem offenen Herzen ab. Ob wir einander mögen, entscheiden unsere Augen, unsere Ohren, die Gefühle und unsere feinen Nasen. Denn auch Duft ist ein Kommunikationsmittel.

Wie offen bist du für dein Gegenüber? Wie entscheidest du, wie du mit jemandem sprichst? In den Köpfen der Menschen sind viele Schubladen, in denen sie Erinnerungen und Meinungen einsortiert haben. Sie dienen dazu, eine Situation schnell zu bewerten, damit es eine gewisse Lebenssicherheit gibt.

Kannst du die Schubladen beiseitelassen und mit offenem Herzen einem anderen Menschen begegnen? Immer wieder wirst du geprüft. Oft sind es die vermeintlich seltsamen, etwas schrägen Begegnungen, die besonders wichtig für den eigenen Lebensweg sind.

Jeder Mensch, der dir begegnet, hat eine Botschaft für dich und dient dir als Spiegel.

Was bewunderst du bei deinem Gegenüber, was lehnst du ab?

Nutze den Spiegel der Welt, um dich selbst zu erkennen.

Was sind deine innere Überzeugung und dein Empfinden dir selbst gegenüber?

Die Wahrheit ist ein kostbares Gut. Sie ist ein besonderer Schatz, den es zu hüten gilt. Wahrheit und Ehrlichkeit sind die lebendige Basis für Frieden zwischen den Menschen. Sie sind die Hüter der Seelen und wachen liebevoll über sie.

Wenn du in Wahrheit sprichst und ehrlich deine Bedürfnisse und Gefühle äußerst, kann dein Gegenüber klar erkennen, was du brauchst. Wenn du mit Liebe sprichst, berühren deine Worte das Herz des anderen.

Klare Kommunikation ist ein Geben und Nehmen. Berührst du im anderen alte Wunden, kommt es zu Reaktionen der Abwehr. Doch auch dies ist Teil des menschlichen Miteinanders. Durch Mitgefühl und Verständnis kann aus jeder noch so verfahrenen Situation ein Augenblick der Heilung entstehen.

Berührst du in einem anderen Menschen liebevoll das Herz über all deine Sinne, bist du auf einem Weg der Weisheit und des göttlichen Bewusstseins. Du nimmst ihn oder sie in aller Schönheit wahr, kannst das Licht sehen, das jede Seele erfüllt, und kannst spüren, wie ihr euch am allerbesten austauschen könnt – frei und ehrlich."[7]

Echte und wahre Kommunikation ist immer wichtig, damit ein harmonisches Miteinander funktioniert. So lange es noch keine Telepathie zwischen den Menschen gibt, sind wir auf ehrliche, liebevolle und offene Worte angewiesen, die wir respektvoll äußern.

Besonders in einer Krise solltest du auf eine solche Kommunikation achten, damit sich der emotionale Staub legen kann und nicht noch mehr davon aufgewirbelt wird.

7 Aus meinem Buch „Sternentore – Botschaften aus der Lichtquelle", Schirner Verlag. Siehe Buchempfehlungen.

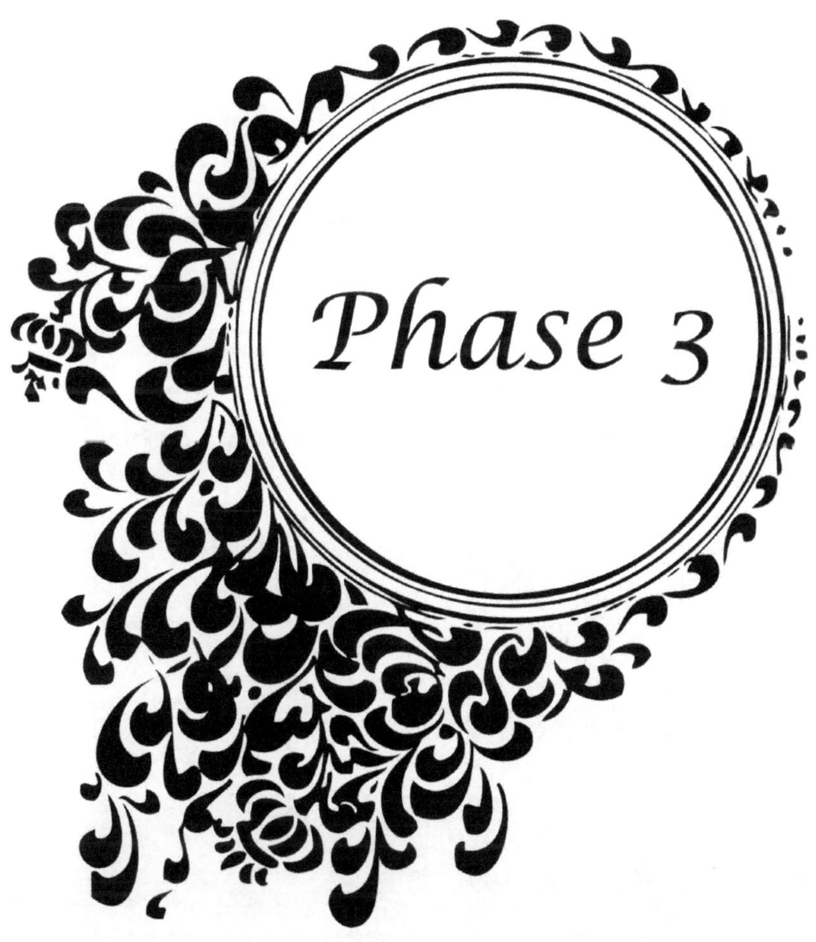
Phase 3

Kapitel 6

Nach der Krise – Herzöffnung

In anstrengenden Zeiten (Krise, Krankheit, Unsicherheit etc.) verschließt sich oft das Herz. Es muss sich als „Motor" des menschlichen Seins auf das Überleben konzentrieren und verschließt deshalb alle Kanäle, die sonst als Verbindung zu den Menschen, zur eigenen Seele und zur Schöpferquelle dienen. Das ist ganz normal, doch sollte es nicht zu lange dauern.

Unbewusst lebende Menschen haben oft über Jahre, gar Jahrzehnte, ihr Herz verschlossen, weil sie in der Vergangenheit leben, statt zu vergeben, loszulassen und sich wieder für die Liebe und das Leben zu öffnen.

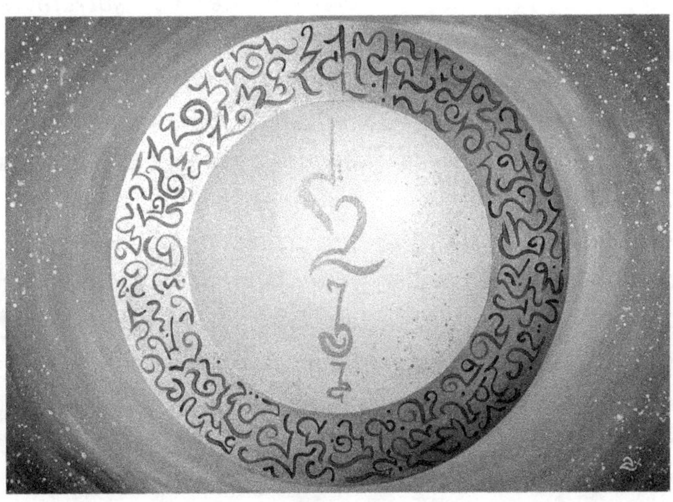

Wenn man sehr bewusst lebt, nutzt man die Kraft des Herzens und der Seele, um Krisen jeglicher Art klar und entspannt zu überstehen. Das ist der Weg der inneren Meisterschaft und der puren Lebensfreude. Kein Geheimnis, sondern einfach Übung.

Auch dazu gibt es eine tolle Erläuterung:

„Das menschliche Herz ist etwas ganz Besonderes. Seine Bedeutung für den Menschen wird von drei wichtigen, wertvollen Aspekten geprägt:

Zum einen ist es der physische Motor und, im wahrsten Sinne ausschlaggebende, Mittelpunkt des Körpers. Die rhythmischen Schläge dieses starken Muskels pumpen unseren Lebenssaft bis in den äußersten Winkel unseres Leibes und versorgen jede Zelle mit Sauerstoff und Nahrung. Ein kraftvoller, gleichmäßiger Herzschlag ist das beste Zeichen dafür, dass ein Mensch in seiner Mitte ruht.

Zum anderen haben Wissenschaftler vor kurzem festgestellt, dass eben dieser Herzschlag auch dafür sorgt, dass alle Organe, und besonders unser Gehirn, wichtige Schwingungsimpulse bekommen, die nicht über die Nervenbahnen, sondern rein energetisch fließen. Diese Schwingungen geben wellenförmig Informationen weiter, durch die alles in uns in harmonischen Einklang kommt und auf diese hocheffiziente, wahrhaft wundervolle Weise miteinander wirken kann. Das Herz koordiniert wie ein genialer Dirigent unsere Gedanken, unsere komplexen Körperabläufe und unsere Gefühle.

Wir können allein mit einem liebevollen Gedanken an unser Herz und einem Hineinspüren in diesen Mittelpunkt unser Bewusstsein erweitern und uns selbst unter großem Druck wieder in Einklang bringen.

Der dritte Aspekt, den unser Herz so vortrefflich symbolisiert, ist die Liebe. Als Zentrum unseres irdischen Seins fühlen wir die Liebe besonders stark über das Herz. Wir reagieren auf liebevolle Worte, ein Lächeln und eine zärtliche Berührung mit freudvollem, kraftvollem Herzschlag. Und genauso spüren wir es dort am meisten, wenn wir von unserem Weg abgekommen sind.

Wenn du nun in der Lage bist, alle Vorbehalte hinter dir zu lassen und mutig bist, wirst du dich über dein Herz der Welt in einer Weise öffnen können, wie du es vorher noch nie spüren konntest. Wenn du dein Herz öffnest, fühlst du den Rhythmus des Lebens. Du gehst in Kontakt mit allen Lebewesen und einer Weisheit, die dich einschwingt auf die Energie der Neuen Zeit. Du kannst die Liebe auf einer Ebene fühlen und zulassen, die dich mit jedem Atemzug diesem großen, leuchtenden Ziel entgegenträgt: bedingungslos und ohne Erwartungen in völliger Freiheit zu lieben. Einfach alles anzunehmen, wie es ist. Und es wie ein kostbares Juwel zu umarmen. Du kannst Glück erfahren durch die vielen lichtvollen Momente, die uns das Universum schenkt.

Das Herz zu öffnen wird immer belohnt. Du belohnst dich selbst, denn Liebe und Glück werden immer leichter erfahrbar. Die Freuden des Lebens können dich endlich wahrhaftig berühren!“[8]

Eine einfache, schöne Übung dazu findest du im letzten Kapitel.

---

8 Aus meinem Buch „Sternentore - Botschaften aus der Lichtquelle“, Schirner Verlag. Siehe Buchempfehlungen.

Kapitel 7

Übungen und Rituale

1. Das Hier und JETZT fühlen
2. Herzöffnung
3. Energieaufstellung – Die Lebenskreise
4. Verzeihübung mit Hand aufs Herz legen
5. Gut erden
6. Powerfragen
7. Segnen
8. Securon-Schutz für die harten Zeiten
9. Die Gefühle-Schale leeren
10. Die Trauerwelle
11. Von der Traurigkeit umarmen und trösten lassen
12. Selbstermächtigung

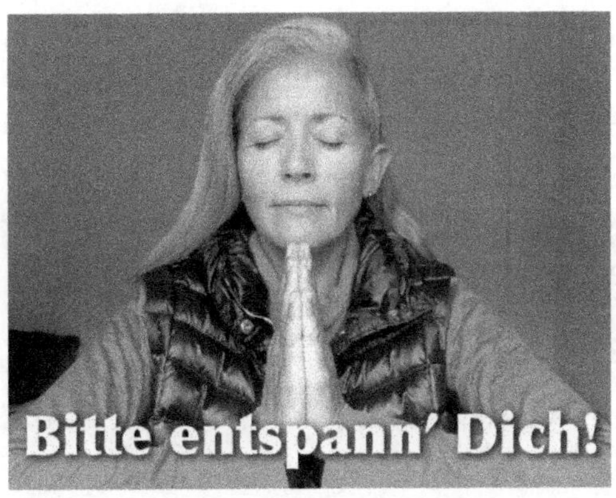

1. Das Hier und Jetzt fühlen

Setze oder lege dich bequem hin.

Schau dich um: Was ist alles in dem Raum, in dem du bist?

Was hörst du? Was fühlst du in dir?

Was sagt und macht dein Körper?

Welche Gedanken hast du jetzt? Betrachte sie, und dann lass sie weiterziehen wie Wolken am Himmel.

Streichle deine Hände, dein Gesicht, massier dir die Füße – spür dich.

Nimm diesen einzigartigen Moment in seiner ganzen Schönheit wahr. Mit allen Sinnen. Betrachte, was alles gut ist in deinem Leben. Bemerke, dass neben der aktuellen Erschütterung sehr vieles wirklich positiv ist.

Atme tief und spüre, wie der Atem durch deinen Körper strömt, du beim Einatmen frische Energie in deinen Körper atmest und beim Ausatmen alles hinausatmest, was dich belastet. So wirst du immer leichter, ruhiger und entspannter.

Diese kleine Achtsamkeitsübung befreit dich sehr schnell aus jedem Chaos und erlaubt dir, wieder bei dir anzukommen. Das ist ein Geschenk an dich selbst, das du nicht nur in Krisenzeiten nutzen kannst. Du kannst damit dein Leben verändern, denn es erweitert dein Gefühl für dich selbst und schenkt dir ganz viel Kraft und Stabilität.

2. Herzöffnung

Eine kleine Meditation

Suche dir einen Platz, an dem du ganz für dich sein kannst. Mache es dir bequem, sodass du dich vollkommen entspannen kannst. Schließe die Augen und spüre deinen Körper. Spüre alles, was dich ausmacht. Fühle deinen Körper, das göttliche Instrument, mit dem du auf dieser Erde wertvolle Erfahrungen machen kannst.

Atme tief in den Bauch hinein und fühle, wie du langsam zur Ruhe kommst.

Nun fühle in dein Herz. Stell dir vor, wie es aussieht, während es gleichmäßig und kraftvoll dein Blut durch den Körper pumpt. Leg eine Hand auf deinen Brustkorb und spüre den Pulsschlag. Verfolge ihn durch den Körper und sei dankbar und stolz darauf, was dein Herz leistet.

Nun geh einen Schritt weiter. Stell dir vor, dass mit jedem Herzschlag Energie in kreisförmigen Wellen rund um deinen Körper schwingt. Dein Herz ist das Zentrum. Die Wellen berühren alle Zellen deines Körpers. Sie erinnern sie daran, ihrem göttlichen Plan zu folgen, heil und in perfekter Harmonie mit allen anderen zu sein. Du kannst dir die Wellen auch farbig schimmernd oder in einem besonderen Ton klingend vorstellen – wie es dir am besten gefällt. Du beginnst zu leuchten vor lauter Lebenskraft.

Jetzt schwingen die Wellen weiter und verbinden sich mit den Energien der Natur und den anderen Seelen um dich herum. Und schließlich auch mit der göttlichen Quelle, die in dir und in allem ruht, was existiert. Alles wird genährt durch dein Bewusst-

sein: Du selbst nährst und stärkst dich dadurch ebenfalls.

Spüre die Schwingungen der Welt und der göttlichen Energie. Dein Körper ist ein wunderbares kleines Kraftwerk, das sich permanent seiner Harmonie und Macht bewusst ist. Ab heute ist es an dir, diese Energie wertzuschätzen und dankbar zu sein für dieses Wunder, das du selbst bist.

Spüre die Schwingung und fühle die Begeisterung. Sei dir deiner selbst bewusst und genieße es, deine Bewusstseinswellen zu lenken. Öffne dich der Welt, und die Welt steht dir offen.

Wenn du dich satt gemacht und gestärkt hast, kehre voller Freude zurück in dein Leben, ins Hier und Jetzt.[9]

9 Aus meinem Buch „Sternentore - Botschaften aus der Lichtquelle", Schirner Verlag. Siehe Buchempfehlungen.

3. Vergebungsübung

Das war eine der wichtigsten Übungen für mich, als ich 2001 nach meiner stärksten Krise ein komplett neues Leben begann. Ein lieber Freund hat sie mir beigebracht, und seitdem habe ich sie tausenden von Menschen erklärt. Jetzt auch dir – und ich hoffe, sie hilft dir so gut wie mir und den anderen:

Nimm dir viel Zeit und erde dich gut (siehe auch nächste Übung). Mache es dir gemütlich. Fühle deinen Körper, lausche eine Weile deinen Gedanken und lass sie nach und nach weiterziehen. Atme tief ein und aus, bis du zur Ruhe gekommen bist.

Schließe deine Augen und stell dir die Person vor, der du vergeben möchtest.

In ihrer, für dich persönlich schönsten Gestalt, mit einem Lächeln auf den Lippen und ganz entspannt. Betrachte diese Person so lange, bis du möglichst viel Frieden in dir spürst. Wenn du vor dieser Person Angst hast, nimm deinen Schutzengel an deine Seite, damit du dich sicher fühlst.

Dann strecke ganz langsam und achtsam deine Hand aus und berühre vorsichtig das Herz der Person vor dir. Sprich in dir, oder auch ganz normal, die Worte: „Ich verzeihe dir."

Selbst wenn du im Moment noch nicht fühlst, was du da sagst. Du kannst die Übung so lange wiederholen, bis du es fühlen kannst. Der Augenblick wird kommen – versprochen!

Nimm deine Hand zurück und leg sie auf dein eigenes Herz. Sprich die Worte: „Ich verzeihe mir."

Für jede Situation zwischen zwei Menschen braucht es beide Seiten, die sich diese Situation erschaffen haben. Denke bitte an die 100% Selbstverantwortung. Du hast dieses Ereignis gestaltet, um etwas Wichtiges zu lernen, und kannst dir selbst für den Schmerz verzeihen, den es ausgelöst hat. In dir und vielleicht auch in dem anderen Menschen.

Jetzt stell dir vor, dass du mit deiner Hand symbolisch in dein Herz greifst und alle schmerzhaften und selbstzerstörerischen Gefühle herausnimmst, die du darin so lange aufbewahrt hast.

Stell dir vor, dass neben dir eine goldene Schale steht. Dann pack die alten, giftigen Gefühle und schleudere sie aus deinem Herzen in die goldene Schale. Lass deinen Schutzengel diese Schale zurück zur Quelle bringen, damit die Gefühle wieder in Licht und Liebe verwandelt werden können.

Spüre in dein Herz. Wie fühlt es sich jetzt an?

Kannst du eine Veränderung wahrnehmen?

Nun ist Platz in deinem Herzen für mehr Freude, Glück und Liebe.

Diese Übung habe ich mit einigen Menschen sehr viele Male gemacht, bis endlich immer mehr Frieden in mir einkehrte. Was für eine Erleichterung.

4. Gut erden

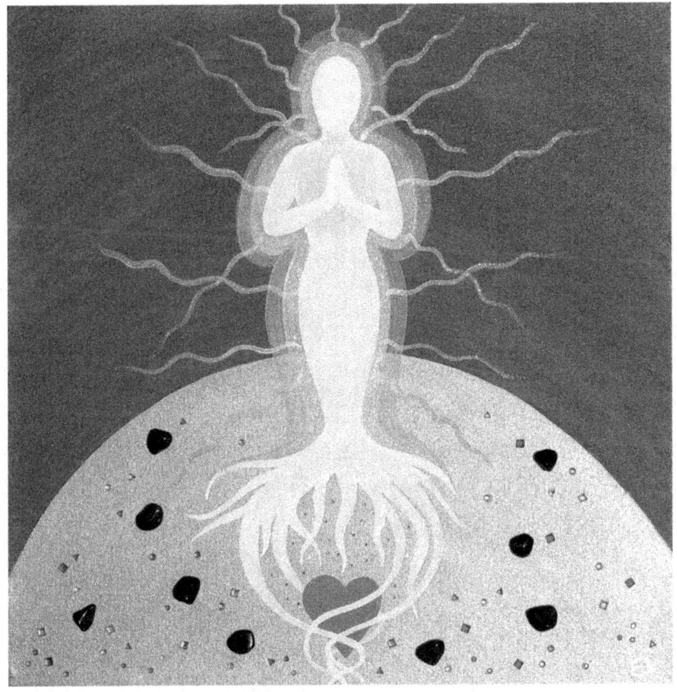

Nachstehend eine wundervolle kurze Übung, um dich entspannt mit der Erde zu verbinden:

Stell dich aufrecht hin (im Sitzen oder Liegen ist es anfangs noch nicht so leicht, es geht später aber auch). Lass die Arme entspannt hängen, die Füße stehen schulterbreit auseinander und fest auf dem Boden.

Jetzt fühle deinen gesamten Körper von oben bis unten, indem du deine Aufmerksamkeit vom Kopf abwärts jedem Körperteil widmest.

Du kannst dich dabei bedanken und deine Wertschätzung für alle Zellen fühlen.

Wenn du an deinen Füßen angekommen bist, stell dir vor, wie dicke Lichtwurzeln aus Energie aus deinen Fußsohlen in die Erde wachsen. Sie wachsen hinab bis zum Herz der Erde. Dort ist eine wundervolle, riesengroße Goldader, Symbol für Fülle und Reichtum von Mutter Erde. Wickle nun die Enden deiner Wurzeln um diese Goldader und verankere dich fest dort unten. Nun kann dich nichts mehr im Leben umwerfen!

Stell dir nun vor, dass du beim Einatmen die reiche, nährende und liebevolle Energie der Erde in deinen Körper saugst und beim Ausatmen durch alle Adern in deinem Körper verteilst. Sie fließt durch deine Wurzeln in alle Zellen und schenkt ihnen Kraft, Frieden und alles, was sie brauchen, um gesund und lebendig zu sein.

Wenn du genug Erdenergie aufgenommen hast, danke deinem wundervollen Heimatplaneten dafür, dass er dich jeden Tag nährt und trägt. Dann recke und strecke dich, bewege sanft deine Arme und Beine und spüre die Kraft und die Heilung, die du nun erhalten hast.

Diese Übung kannst du am besten am Morgen oder in der Mittagspause machen. Viel Spaß!

5. Powerfragen

Um dich selbst auf allen Ebenen zu stärken, gibt es ein einfaches, geniales Mittel: die Powerfragen[10]. Im Jahr 2012 entwickelte ich zusammen mit meinem Ex-Mann Siranus ein feines, kleines Buch, in dem diese Technik erklärt wird und das schon tausenden von Menschen geholfen hat, ihre inneren Basiswerte aufzuwerten und zu stabilisieren. Hier eine kurze Erklärung, was die Powerfragen können:

Von fruchtlosen Affirmationen zu fruchtbaren Powerfragen

Affirmationen sind bejahende Lebensaussagen. Sie sollen, häufig wiederholt, dazu führen, dass sich das Leben positiv verändert. Doch tun sie dies in den meisten Fällen leider nicht, wie viele öffentliche Studien weltweit gezeigt haben.

Powerfragen machen nichts anderes, als eine Affirmation in eine Frage zu verwandeln. Die Neurowissenschaft hat festgestellt, dass unser Verstand Fragen liebt. Und genau das nutzen wir, um endlich den Affirmationen die gewünschte Wirkung zu verleihen.

Wie du vielleicht schon festgestellt hast, bestrafst und sabotierst du dich die meiste Zeit selbst mit deinen inneren Fragen.

Nachstehend einige Beispiele:

10 Quelle: „Frag dich glücklich", Schirner Verlag

- „Warum habe ich schon wieder meinen Job verloren?“
- „Wieso kriege ich das einfach nicht auf die Reihe?“
- „Warum kann ich nicht endlich mal in Ruhe meine Arbeit zu Ende machen?“
- „Warum sind immer nur die anderen erfolgreich?“
- „Weshalb kriege ich nie den richtigen Partner?“
- „Warum muss ich mich immer wieder zum Affen machen?“
- „Wieso kann ich nicht Nein sagen?“

Keine Angst, es ergeht den meisten anderen Menschen ähnlich. Hierbei wirkt deutlich das Naturgesetz der Resonanz. Die Energie folgt der Aufmerksamkeit, in diesem Fall deinen Fragen. Und du bekommst genau das, worüber du die ganze Zeit nachdenkst. Jetzt wirst du vielleicht sagen: „Wie, ich bekomme den ganzen Mist, weil ich mir ständig diese Fragen stelle?“

Ganz genau, das Gesetz wirkt immer. Es lässt sich nicht ausschalten. Und genau das ist die Riesenchance!

Was würde passieren, wenn du all die Fragen, mit denen du dich täglich malträtierst, umwandeln würdest und die Power der Selbstsabotage in eine geballte Kraft transformierst, die dich unaufhaltsam in die Heilung führt?

Spüre einmal kurz in dich hinein, wie es sich anfühlt, wenn du dir folgende Frage stellst:

„Warum musste ich mich schon wieder total überarbeiten? Bin ich eigentlich zu blöd?“

Kannst du die Traurigkeit und Verletzung der Frage fühlen – die negative Emotion?

Jetzt spüre noch einmal genau hin und stelle dir folgende andere Frage:

„Warum habe ich es verdient, entspannende Pausen zu genießen?“

Fühle, was die zweite Frage in dir auslöst. Kannst du die Macht dieser Powerfrage spüren? Fühlt es sich gut an, sich solche Fragen zu stellen?

Stell dir vor, du würdest all die „Geißelfragen“, die dir ständig im Kopf herumgehen, umdrehen und daraus Powerfragen formulieren. Und wie wäre es, wenn du ebenso all deine Affirmationen, die dich bisher nicht ans Ziel geführt haben, in solche Powerfragen umwandeln würdest? Was, glaubst du, könnte mit deinem Leben passieren?

Richtig: DeinLeben könnte tatsächlich eine fantastische Wendung nehmen – hin zum Positiven. Probiere es jetzt einfach mal aus.

PRAXIS: Deine persönlichen Powerfragen

Nimm dir ein Blatt Papier und mache zwei vertikale Spalten.

Schreibe all deine sabotierenden inneren Sätze auf die linke Hälfte des Blattes.

Jetzt überlege dir, wie du die jeweiligen Sätze in positive Fragen umformulieren kannst. Schreibe sie nebeneinander auf.

Nachstehend einige Beispiele:

- „Warum kann ich mich so gut entspannen?“
- „Warum ist Heilung jetzt meine oberste Priorität?“
- „Was kann ich tun, um garantiert immer gesund zu sein?“
- „Wieso bin ich die wichtigste Person in meinem Leben?“
- „Weshalb bin ich so liebenswert?“
- „Warum ist diese Krise das Beste, was mir passieren konnte?“

Dazu berücksichtige für eine Powerfrage bitte folgende Hinweise:

1. Beginne deine Frage immer mit *warum, wieso* oder *weshalb*.
2. Mach es deinem Verstand leicht und wähle einfache, kurze Sätze. Bau bitte keine Schachtelsätze.
3. Formuliere deine Powerfrage immer so, als wäre das Ergebnis bereits eingetreten.
4. Stell deine Frage und atme dann tief ein, so, als würdest du die Frage inhalieren. Fühle dabei ihre Bedeutung und die Kraft in deinem Herzen mit allen Sinnen.
5. Atme langsam aus.
6. Spüre nach, was gerade mit deinem Körper passiert.
7. Warte einen Augenblick, bevor du die nächste Frage stellst, damit dein Gehirn die Frage verarbeiten kann.
8. Lass los, und freue dich auf die Realisierung.
9. Achte auf mögliche Zeichen, die sich auf dem Weg der Realisierung zeigen.
10. Bedanke dich beim Universum, wenn dein „Wunsch“ in Erfüllung gegangen ist.

Letztendlich kannst du alle W-Fragen (*Wer, Wie, Wo, Was, Wann, Woher, Womit, Wieso, Weshalb, Warumetc.*) verwenden. Die Erfahrung zeigt jedoch, dass die »Sesamstraßen-Fragen« (*Wieso, Weshalb, Warum*) am effektivsten sind.

Wir neigen dazu, möglichst viele Informationen in einen Satz zu stecken. Das verkompliziert die Sache nur unnötig. Lass es besser und vereinfache sie eher. Je einfacher und kürzer die Sätze sind, desto schneller findet dein Verstand die Antworten.

Punkt 3 ist äußerst wichtig. Viele Menschen formulieren ihre Wünsche in Bezug auf die Zukunft, zum Beispiel: „Warum werde ich immer mutiger?" Ad hoc klingt sie wie eine wirklich gute Frage. Doch steckt der Teufel im Detail. Die Frage impliziert, dass du *irgendwann* mutiger wirst. Doch wann wird das sein? Das weiß kein Mensch. Wenn du Pech hast, wartest du bis zum jüngsten Tag.

Möchtest du jedoch, dass sich die Antwort baldmöglichst realisiert, frage immer in der Gegenwartsform, und zwar so, als wäre das Ergebnis bereits Realität. Dann muss das Universum ordentlich Gas geben, damit sich deinWunsch manifestiert. Im oben genannten Fall sollte es also am besten heißen: „Warum bin ich so mutig?"

Punkt 4 nutzt die Erkenntnisse der neuen Wissenschaften. Das Heart Math Institute in Kalifornien hat herausgefunden, dass wir über unser Herz mit dem Universum kommunizieren. Wir resonieren also über unsere Gefühlsschwingungen.

Über das Atmen bringst du deine Frage ins Gefühl und erhöhst somit die Schwingungsenergie und damit die Manifestationskraft. Das Fühlen, vor allem mit unserem Herzen, sorgt dafür, dass deine Wünsche wahr werden.

Wichtig: Powerfragen sind kein Allheilmittel

Jede Technik ist nur so gut wie ihr Anwender. Wenn dir jemand den Schlüssel für dein absolutes, persönliches Glück in die Hand drückt und du ihn nicht benutzt, ist das deine Entscheidung und Verantwortung.

Powerfragen sind eine sehr wirkungsvolle und leicht anzuwendende Methode, um deinen Fokus sinnvoll zu verändern, deine Glaubensmuster zu deinem Besten neu zu strukturieren – und, damit du dich von alten Strukturen verabschieden kannst. Sie sind eine herrliche Ergänzung zu vielen anderen, wirkungsvollen Techniken, können jedoch auch allein verwendet werden, um vieles in deinem Leben positiv zu verändern.

Mit Hilfe der Powerfragen kannst du besonders die Basiswerte in deinem Leben enorm verbessern!

6. Die Gefühle-Schale leeren

Es mag sein, dass du dich wunderst, wenn du innerhalb der Krise oder danach regelrechte Tränenschübe hast. Es gibt Menschen, die prima damit zurechtkommen, doch andere empfinden Scham, wenn sie weinen müssen. Selten kommen diese Schübe gelegen, und du kannst dich über eine längere Zeit zurückziehen, um ausgiebig zu weinen.

Deshalb möchte ich dir die folgende kleine Übung ans Herz legen:

Wenn du spürst, dass deine Gefühle überquellen und die Tränen fließen wollen, nimm dir bewusst einige Minuten – zur Not auf der Toilette –, um sie laufen zu lassen.

Stell dir dabei vor, dass sich in deinem Körper- und Geistsystem wie in einer schönen Schale über ein paar Tage oder Wochen die Traurigkeit, Trauer und/oder einfach die alten Emotionen angesammelt haben. Stell dir die Schale vor deinem inneren Auge besonders kostbar vor. Sie symbolisiert dein wertvolles, irdisches Leben.

In Krisenzeiten sammeln sich darin alle Gefühle und alten Emotionen, die durch diese Prüfung aufgewühlt werden.

Wenn du die Tränen fließen lässt, entleert sich diese Schale einfach. Das ist ein wichtiger und reinigender Prozess. Je bewusster du ihn erlebst, desto schneller kannst du dich von diesen angestauten Gefühlen befreien. Dein System erkennt dankbar, dass du dir selbst diese Fürsorge schenkst. So wird dir das Loslassen insgesamt im Leben auch immer leichter fallen.

7. Die Trauer-Welle

Eine gesteigerte Form der Gefühle-Schale ist die große Welle der Trauer, die besonders in Zeiten eines Todesfalls oder einer Trennung von einem sehr nahestehenden Menschen entstehen kann.

Auch hierbei gilt es, weder einen starken Widerstand zu leisten, noch die Gefühle wegzudrücken. Trauer ist ein Gefühl, das wichtig und heilsam ist. Dein Mensch-Sein will sich darin erleben und braucht es, damit der Abschied eine angemessene und abschließende Würdigung findet.

Trauer ist verbunden mit Liebe, Zuneigung und, in gewissem Maße, auch mit Gewohnheit.

Einen Menschen oder ein Tier loslassen zu müssen fällt den meisten Menschen deshalb sehr schwer. Viele haben das Gefühl, dass sie die Verbindung verlieren, wenn sie aufhören zu trauern.

Umso wichtiger ist es dann, zu realisieren, dass Mensch oder Tier niemals ganz verschwinden. Wir können auch über unser Herz und die Liebe immer miteinander verbunden bleiben und sogar Kontakt aufnehmen. Dennoch ist das Loslassen des irdischen Körpers mit allem, was den Menschen an dieses Leben gebunden hat, wichtig, um Heilung und inneren Frieden zu finden.

Wenn also die Welle der Trauer auf dich zukommt – das spürst du meistens im Herzen oder im Bauch –, stell dir wirklich eine Welle aus Wasser vor.

Du stehst am Strand, mit den Füßen im angenehm warmen Wasser. Sie sinken leicht im Sand ein. Verankere dich jetzt mit beiden Füßen richtig gut im Boden. Um es intensiv zu spüren, kannst du dir vorstellen, dass wieder, wie in der ersten Übung, dicke Energiewurzeln in die Erde hineinwachsen. Damit bist du viel stabiler und wirst nicht sofort umgeworfen.

Die Welle rollt langsam auf dich zu. Schau sie an und erkenne sie als eine Energie, die dich heilen möchte. Du kannst die Größe bestimmen. Sie kann um deine Knie herum rollen, oder sie kann sanft deinen ganzen Körper überspülen. Und während das Wasser über dich fließt, lässt du bewusst diese Heilenergie in alle Zellen und, vor allem, intensiv durch dein Herz strömen. Du bekommst zusätzliche Kraft, dein Herz heilt, und die Welle nimmt beim Rückzug alles mit, was noch an Emotionen und Traurigkeit da ist.

Das machst du so lange, bist du dich besser und freier fühlst.

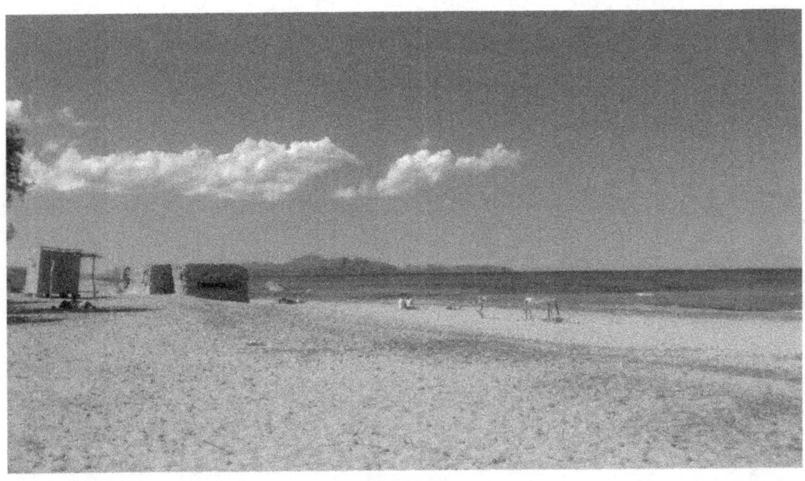

8. Von der Traurigkeit umarmen und trösten lassen

Viele Menschen verbinden Traurigkeit mit einem negativen Gefühl. So ging es mir auch. Bis ich eines Tages das Gefühl hatte, in dieser Traurigkeit langsam, aber sicher zu ertrinken. Ich bat händeringend um Klarheit, was ich tun könne. Dann kam ein inneres Bild:

Ich sah mich von außen. Neben mir stand eine leuchtend-weiße Gestalt, die mich liebevoll und zärtlich in die Arme nahm. Sie wollte mich einfach nur halten und trösten. Diese Gestalt war meine Traurigkeit. Als ich das erkannte und spürte, kam ich sofort zur Ruhe. Die Tränen trockneten, und ich fühlte große Dankbarkeit – für diesen Augenblick und auch für das, was mich traurig gemacht hatte.

Probiere es aus, wenn du traurig bist. Je mehr du die Traurigkeit einlädst, dich zu trösten, desto schneller fühlst du dich wieder entspannt und wohl. Traurigkeit ist gut und wichtig, denn es kann selbst ohne große oder kleine Krise immer mal passieren, dass wir uns einsam fühlen oder uns an ein Ereignis erinnern, das uns traurig macht. Dann ist es schön, wenn wir uns einfach trösten lassen.

Wenn du an Engel glaubst, kannst du dir diese Gestalt auch als Engel vorstellen. Für die feinfühligen und hochsensiblen Menschen ist es dann noch leichter und schöner, die Traurigkeit anzunehmen und dann wieder loszulassen.

9. Der Strom der Selbstermächtigung und die Halle der Macht

Kaum ein Thema ist derzeit so umstritten wie das Thema „Macht“. Dabei ist es, außerhalb jeder Wertung und jenseits der dualen Illusion betrachtet, lediglich die Anwendung und Äußerung der Schöpferkraft selbst.

Jeder Mensch, der sich selbst ehrlich und aufrichtig erkennt, wird zugleich auch sein Machtpotenzial erweitern. Das ist ein natürlicher Prozess.

Was die Kontroverse auslöst, ist der Missbrauch dieses großen Potenzials. Wenn tatsächlich – wie von vielen Seiten und besonders in der spirituellen Szene gewünscht – jeder Mensch seine Schöpfermacht erkennt und annimmt, kann einfach alles geschehen. Denn es gilt der schlichte Spruch:

„Macht ist, was du daraus machst.“

Manche Menschen leugnen, dass eine Seele auf Erden über Macht verfügt, denn sie glauben, dass allein das Göttliche Macht hat und über alles entscheidet.

Ich mag den schönen Spruch:

„Der Mensch denkt und Gott lenkt.
Der Mensch dachte und Gott lachte.“

Wie ich allerdings oben schon erwähnt habe, vertrete ich die These der 100%igen Selbstverantwortung, auch wenn ich an eine göttliche Quelle glaube. Jede Seele ist ein Aspekt des Göttlichen und ein Ausdruck dieser allumfassenden Energie. Deshalb ist für alle inkarnierten, lebendig gewordenen Menschen auf der Erde auch das Potenzial zu uneingeschränkter Macht verfügbar.

Als Seele komme ich auf diese Erde in meinen menschlichen Körper, um mich auszuprobieren mit meinem gesamten Potenzial. Bestimmte Dinge kann ich besonders gut, andere wiederum liegen mir nicht so sehr – doch was genau ich kann oder nicht kann, gilt es herauszufinden und auszutesten.

Was also können wir Menschen tun, um unsere Schöpferkraft und pure göttliche Macht, die durch unsere Seele zu einem Menschen geworden ist, sinnvoll zu verwenden? Was können wir tun, um uns selbst und dem Wohl aller Wesen und der Quelle zu dienen?

Die Erde zum Thema Macht

„Geliebte Menschen, verwendet eure Kraft weise. Dank eures Bewusstseins, das sich durch eure Seele auf Erden manifestiert, habt ihr hier unbegrenzte Macht. Sie wurde euch geschenkt, um die Gesetzmäßigkeiten des Universums und der Polarität, wie ihr sie kennt, auszuprobieren. Ihr könnt hier auf der Erde nach Belieben mit ihr umgehen – das ist in eurem freien Willen festgelegt. Und ihr erlebt täglich durch die globalen Medien, was geschieht, wenn das Ego die Herrschaft über diese Macht erhält.

Ich möchte euch vermitteln, wie ihr auf die pure, reine, göttliche Macht in euch zugreifen könnt, ohne das Ego die Überhand gewinnen zu lassen. Denn das ist die größte Angst und Gefahr aller Menschen, die sich bewusst auf den Weg der Meisterschaft und Selbsterkenntnis begeben."

Die Quelle der Macht

„Längst habt ihr ergründet, dass alles durch einen göttlichen Antrieb gesteuert ist. Dieser wohnt nicht nur in euch Menschen, sondern in allem, was existiert. Dieser göttliche Antrieb ist der Motor, der die Evolution vorantreibt. Auf der Erde bedeutet es, dass ihr Menschen euch permanent entwickelt, erforscht, erkennt und euer Bewusstsein immer reiner und klarer macht, während sich euer Körper und auch euer Geist – samt Ego – immer mehr in die lichtvollen Dimensionen erweitert.

Missbrauch dieser schöpferischen Energie wird nur geschehen, wenn die Angst über die Liebe gewinnt. Liebe wird euch auf die leuchtende, positive Seite der Macht bringen, Angst wird euch in den Schatten stürzen.

In vielen Geschichten, Filmen, Mythen und Sagen auf der Erde wird seit Jahrtausenden von diesem Kampf zwischen Gut und Böse, zwischen Schatten und Licht berichtet. Denn es ist die höchste Prüfung eines bewussten Menschen, achtsam, authentisch und klar mit der Macht umzugehen.

Die Reinheit eures Herzens wird euch hierbei dienen. Diese Reinheit erfahrt ihr, wenn ihr euch mit eurer Ursprungsquelle – dem Göttlichen – und eurer unsterblichen Seele verbindet. Das geschieht am leichtesten in der Stille und in der Meditation. Alle Gedanken, die währenddessen auftauchen und die von Angst, Zweifel, Wut oder Zorn bestimmt werden, könnt ihr in solchen Momenten „durchlieben". Ihr könnt sie mit der reinen Liebe eures Herzens durchstrahlen, bis sie wieder friedvoll und liebevoll geworden sind.

Kommt ihr aus solch einer tiefen Meditation zurück in euer Tagesbewusstsein, könnt ihr viel freier und klarer zum Wohl aller Beteiligten entscheiden. Die alten, mit Schmerz verbundenen Emotionen stehen euch nicht länger im Weg.

Macht ist die Quelle zur Veränderung der Welt. Wenn ihr eure Macht bewusst einsetzt, um in und um euch herum Frieden, Harmonie und Liebe zu erschaffen, werdet ihr zu einem Licht in der Dunkelheit.

Beginnt immer bei euch selbst – egal, was ihr verändern möchtet. Vor allem, wenn ihr Menschen verändern wollt, denn dieser Impuls führt euch über kurz oder lang auf die Schattenseite der Macht – egal, wie positiv eure Beweggründe sind. Wenn ihr irgendwo auf der Welt Unfrieden, Ungerechtigkeit oder schlimme Taten seht, reflektiert sofort in euer Herz, wo ihr selbst noch diese Energie in euch tragt. Meditiert, verbindet euch mit dem Universum und meiner Heilquelle, um die Verletzungen, die diesen Gedanken immer zugrunde liegen, zu heilen und zu reinigen.

Macht habt ihr alle, ohne Ausnahme. Mittels eures freien Willens könnt ihr damit verfahren, wie ihr wollt. Setzt sie weise ein. Ich helfe euch dabei, eure tiefste Herzensweisheit immer mehr auszudehnen. So wird auch eure Macht Fruchtbares und Gesegnetes hervorbringen.“

Der goldgelbe Strom der Selbstermächtigung und die Halle der Macht

„Selbstermächtigung ist die Basis für ein freies, glückliches Leben, in dem Liebe und Genuss viel Raum haben. Dir selbst Macht zuzugestehen, ist deine Aufgabe. Du musst dir erlauben, deine Macht zu entdecken und permanent auszudehnen, bis du ganz und gar in ihr angekommen bist. Bis du sie durch und durch spüren kannst und vor lauter Lebensfreude vibrierst. Deine Macht ist unendlich groß. Die Macht, etwas zu erschaffen, etwas zu zerstören, Neues zu gestalten und Altes zu transformieren.

Wenn du deine Macht wirklich spüren möchtest, helfe ich dir gerne dabei.

Konzentriere dich auf deinen Zugang zu meinem Erdenherzen. Fühle dein eigenes großes Erdenherz-Chakra unter deinen Füßen, tief in meiner Mitte, pulsieren. Verbinde dich bewusst damit und verschmilz mit mir, bis du die Wärme und Schönheit darin erkennen und spüren kannst.

Konzentriere dich auf die wahre, reine und klare Schöpferkraft und Macht in dir. Spüre deinen Körper und fühle den Platz darin, in dem sie bei dir verankert ist. Lege liebevoll deine Hände an diese Stelle und atme tief und kraftvoll ein und aus. Sammle mit jedem Atemzug frische Energie und Liebe aus dem Universum ein und lenke sie an diesen Ort in dir, in dem deine Macht schlummert.

Stell dir nun vor, wie aus dem Erdenherz-Chakra ein leuchtend gelbgoldener Strom purer Macht und Schöpferkraft emporfließt und schließlich zu dem Platz strömt, an dem deine Macht ihren Ankerplatz hat.

Spüre, wie sich der goldgelbe Strom der Macht und Selbstermächtigung an der von dir gefühlten Körperstelle ausbreitet. Warm und weich strömt die Macht dorthin, bis dein Machtzentrum überfließt und die Macht in jeder Körperzelle angekommen ist. Wenn dein Körper ganz erfüllt ist, quillt die goldgelbe Schöpferkraft über und strahlt in deine Aura, die sich dadurch immer stärker ausdehnt und dich in eine riesige Kugel aus Macht und Licht hüllt.

Wenn du das fühlst, gleite auf dem Strom der Selbstermächtigung hinunter in das Erdenherz-Chakra. Mit all deiner Macht und voller Licht gleitest du hinab bis in meinen Mittelpunkt.

Dort findest du die Halle deiner Macht. Du stehst vor deren Eingang. Betrachte ihn. Wie sieht das Portal aus? Kannst du es öffnen?

Verschaffe dir liebevoll Zugang. Wenn dir das anfangs schwerfallen sollte, nimm deinen Schutzengel oder einen geistigen Führer mit, damit sie dir helfen können. Ihnen ist der Zugang immer gewährt, denn sie dienen dir und deiner Seele.

Nun stehst du also in deiner persönlichen Halle der Macht. Du kannst diesen Ort erkunden. Es mag sein, dass dir das leichtfällt, weil du schon klar und bewusst auf dem Pfad der Macht wandelst. Fällt es dir jedoch noch schwer, kannst du menschliche Hilfe annehmen. Gerade in dieser besonderen Halle ist es hilfreich, sich unterstützen zu lassen, wenn du deine Macht noch nie gespürt hast.[11]

Wenn du alleine weitermachen möchtest, ist es hilfreich, dir einen Thron in dieser Halle vorzustellen. Ein Thron ist das uralte Symbol für die Herrschaft. In diesem Fall für deine Herrschaft über dein Leben. In dem Moment, in dem du dich auf deinen ei-

11 Nutze einen Berater, Coach oder Heiler, um dir helfen zu lassen. Der- oder diejenige sollte sich mit dem Thema Selbstermächtigung auskennen.

genen Thron setzt, kommst du wieder in deiner ursprünglichen göttlichen Führung an. Du akzeptierst, dass du allein verantwortlich für dein Leben bist. Du akzeptierst, dass du die Macht besitzt, das Beste aus deinem Leben zu machen. Dazu hast du die Macht.

Verbunden mit der Herrschaft über dein Leben gibt es auch weitere Symbole der Macht. Die bekanntesten sind das Zepter als Symbol für deine Handlungsfähigkeit und -bereitschaft. Die Krone steht für die Weisheit deines Geistes jenseits des Egos. Solltest du dich in deinem Leben schutzlos fühlen und nach Sicherheit und Geborgenheit sehnen, kannst du auch ein Schwert als Machtsymbol tragen. Ein Schwert kann dem Kampf oder der Verteidigung dienen. Es kann auch ganz einfach als Symbol für deine Wehrhaftigkeit angesehen werden. Du darfst dich im Leben verteidigen, wenn dein Leben, deine Gesundheit und dein innerer Frieden bedroht sind. Die Wahl deiner Waffen – ob Stimme, Körperkraft oder Waffeneinsatz – kannst du immer klarer ermessen, je mehr du deine Macht annimmst.

Ein weiteres Symbol ist ein Krafttier. Du kannst dein Krafttier der Macht in deine Halle der Selbstermächtigung einladen und mit ihm sprechen. Es kann dir viele wertvolle Hinweise dazu geben, was du tun kannst, um deine Macht sinnvoll zu verwenden und in dein ganzes Leben auszudehnen.

Kehre sooft wie möglich in die Halle der Selbstermächtigung zurück, bis du sie so gestaltet hast, dass du dich wirklich wohl darin fühlst und gerne auf deinem Thron sitzt. Bis du die Herrschaft deines Lebens wieder zurückerobert hast und gerne die Symbole der Macht trägst.

Wenn du deine Halle der Macht wieder verlassen möchtest, bedanke dich bei allen Wesen, die dich begleitet haben.

Nach dem Besuch in dieser Halle kehre langsam und achtsam zurück an die Oberfläche deines Bewusstseins. Nimm auf jeden Fall die Symbole deiner Macht mit. Bewahre sie in deinem Herzen oder an dem Ort der Macht, den du in deinem Körper gefunden hast.

Wenn du im Alltag in Situationen kommst, in denen du viel Kraft und Macht brauchst, hülle dich bewusst in die goldgelbe Energie der Macht. Atme tief, bis du die lichtvolle Energie in allen Zellen, in deinem Geist und deiner Aura spürst. Sieh dich in deinem Inneren auf deinem Thron sitzen und spüre ihn für einen Augenblick (oder länger) unter dir. Spüre deine Insignien (Krone, Zepter etc.) und dein Krafttier.

Dann gehe voller Klarheit und mit reinem Herzen in diese Situation hinein. Jetzt hast du die Führung über dein Leben wieder übernommen und bist präsent. Auf diese Weise dienst du dir und dem Wohl aller Beteiligten."

Sonja Ariel zum Thema Macht und Selbstermächtigung

Als ich durch das Schreiben dieser Zeilen für die Erde zum ersten Mal mit diesem Thema bewusst in Kontakt kam, konnte ich spüren, dass ich selbst immer noch große Scheu davor hatte, meine eigene Macht wirklich anzunehmen und anzuwenden. Denn es ist eins, Informationen über ein Thema zu erhalten, und etwas ganz anderes, es zu fühlen und zu erleben.

Natürlich wusste ich vieles über Macht und Ohnmacht und was schiefgehen kann, wenn man es übertreibt, diese Macht zu nutzen. Ich konnte sie in mir fühlen und hatte schon einige Male gespürt, wie herrlich es ist, meine Macht bewusst zu meinem und zum Wohl der Menschen fließen zu lassen. Vor allem seit ich gelernt hatte, die göttliche Energie durch mich zu lenken, um die Selbstheilungskräfte eines Menschen zu aktivieren. Es gibt für mich einfach nichts Schöneres, als den Wesen dieser Welt zu dienen.

Doch ständig begleitete mich die Angst des Missbrauchs wie ein Schatten. Sie legte sich irgendwann so schwer auf mich, dass ich mich immer mehr einschränkte, um meinem Ego nicht die Chance zu geben, die Überhand über diese Kraft zu gewinnen.

Als ich dann das Channeling der Erde machen durfte, das du oben gelesen hast, wurde mir vieles klar. Ich tauchte in meinen eigenen Thronsaal hinein und musste dort ordentlich aufräumen. Anfangs noch etwas zögerlich, dann mit immer größerem Spaß, veränderte ich meine innere Wahrnehmung der Macht, bis ich mich rundum wohl auf meinem Thron und mit all den Wesen an meiner Seite fühlte. Noch immer schenkt es mir ein herrliches Gefühl von Zufriedenheit, innerer Ruhe und Klarheit, wenn ich in Meditationen in diesen Raum einkehre.

Mit meinem Ex-Mann und einigen anderen Personen habe ich dieses Ritual schon als geführte Meditation weitergegeben, und es ist faszinierend, wie unterschiedlich die Menschen ihre Halle der Macht wahrnehmen. Am schönsten ist es, wenn sie endlich auf ihrem Thron sitzen und beginnen, sich dort wohlzufühlen. Dieser Moment verändert einen Menschen von Grund auf.

Am wichtigsten jedoch finde ich, in Zuständen der Angst oder des Dramas, die immer einmal zwischendurch entstehen können, in diese herrliche Halle einzutauchen. Es braucht ja nur für einen Moment zu sein, doch dieser Moment macht aus einem hilflosen Opfer sofort wieder einen handlungsfähigen Schöpfer.

Es bedarf eines gewissen Trainings, um in solchen Augenblicken die eigene Energie und die aktuellen Gefühle dazu so umfassend zu verändern, doch mit jedem Mal fällt es leichter. Es macht sehr viel Freude, die eigene Macht so bewusst und liebevoll einzusetzen.

Danksagung

Auch dieses Buch hatte – wie meine anderen Werke – einige Testleser/innen, bei denen ich mich sehr herzlich bedanken möchte. Vor allem bei Nicole Terstappen und Martina Rehr. Konstruktive Kritik ist so kostbar.

Und es ist eine besondere Ehre für mich, dass auch mein Vater alles in Ruhe durchgelesen hat, selbst wenn er nicht alles nachvollziehen kann, weil unsere Lebensphilosophien etwas unterschiedlich sind. Doch alleine schon seine Bereitschaft und sein klares Feedback haben mir sehr geholfen. Immerhin hat er einige für ihn wichtige Denkanstöße dadurch bekommen.

Es macht mich glücklich, dankbar und demütig, dass ich auch von ihm Hilfe auf meinem außergewöhnlichen Lebensweg bekomme. Und so, wie ich Hilfe erfahre, gebe ich meine Unterstützung und Dankbarkeit hiermit an dich weiter, liebe Leserin, lieber Leser. Ein wundervoller Kreislauf.

Deine Sonja Ariel von Staden

Über die Autorin

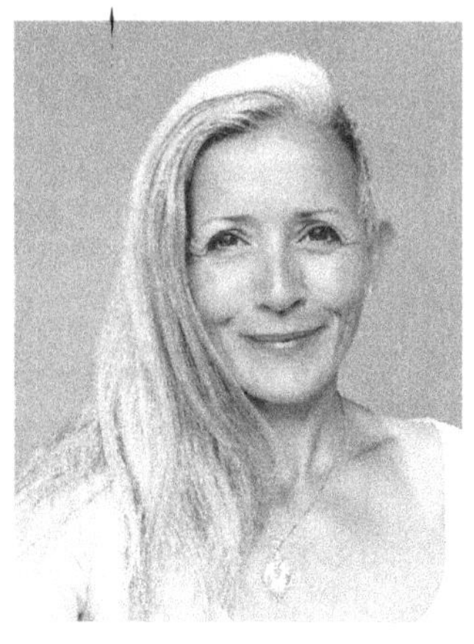

Sonja Ariel von Staden ist mit größter Freude und Hingabe ganzheitliche Künstlerin, Autorin, Seminarleiterin und Beraterin. Ihr Leben entfaltet sich durch Kunst, Kreativität, Bewusstsein und Philosophie.

Seit frühester Kindheit malt und schreibt sie. Sie hat immer schon die Farben der Welt sichtbar gemacht und Menschen auf ihrem Lebensweg unterstützt.

Menschen und ihre Beweggründe interessieren sie genauso wie die Zusammenhänge und der Aufbau des Lebens auf dieser schönen Erde, die ihr sehr am Herzen liegt.

Bewusstes Sein kennt keine Grenzen. Sonja Ariel freut sich jeden Tag über neue Inspiration, die sie auf vielerlei Weise umsetzen wird, um Menschen, unseren Mitgeschöpfen und der Erde zu dienen.

Sie ist Expertin und Coach für spirituelle Kunst, sinnvolle Lebensoptimierung, Kreativität und Inspiration, Gesundheit und Ernährung, Lebensfreude und inneren Frieden.

Alle wichtigen Informationen über die Künstlerin finden sich hier:

www.sonja-ariel.com

Seit 2012 lebt Sonja Ariel von Staden in Spanien, seit 2017 auf Mallorca. Dort gibt sie persönliche Intensiv-Beratungen und verschiedene Seminare mit den Schwerpunkten Malerei, gesunde und köstliche Ernährung und Bewusstsein. Alle Events sind hier zu finden:

www.sonja-ariel.com/events

Ihre sehr intensiven und vielfältigen Erfahrungen gibt die Künstlerin auch in Form von Büchern, Meditations-CDs und Kartensets weiter. Diese finden sich hier:

www.sonja-ariel.com/inspiration

Als Designerin entwirft sie auch spirituelle Energie-Produkte, die man in ihrem Online-Shop erwerben kann unter

www.sonjas-spirit-shop.com

Buch- und Filmempfehlungen

Diese Liste ist auf Basis meiner persönlichen Erfahrungen entstanden. Fast alle Bücher und Filme habe ich selbst gelesen und gesehen, deshalb kann ich sie guten Gewissens empfehlen. Es gibt natürlich unzählige andere gute Bücher, Filme und Webseiten. Lass dich beraten, stöbere in Buchhandlungen und im Internet und frage deine Freunde. Du wirst bestimmt das Passende für dich finden.

Thema Selbstfindung und Potenzial

„Spirituell & ausgebrannt" von Sonja Ariel von Staden, Verlag: Smarag (ist leider nur noch gebraucht erhältlich)

„Das ErdenHerz-Chakra" von Sonja Ariel von Staden, Verlag: Smaragd http://amzn.to/2k4FCQR

„Engel – ganz modern" von Sonja Ariel von Staden, Verlag: Smaragd http://smaragd-verlag.de

„Sternentore – Botschaften aus der Lichtquelle" von Sonja Ariel von Staden, Verlag: Schirner http://amzn.to/2FcqpXY

„Engel in Menschengestalt – mein Leben zwischen Hölle und Himmel" von Sonja Ariel von Staden, Schirner Verlag: http://amzn.to/2Cq0r29

„Die Prohezeiungen von Celestine" (und alle Folgebücher) von James Redfield, Verlag: Heyne

„Gespräche mit Gott“ (und alle Folgebücher) von Neale Donald Walsch, Verlag: Goldmann Arkana

„Liebe dich selbst, und es ist egal, wen du heiratest“ von Eva-Maria Zurhorst, Verlag: Goldmann Arkana

„Lebenszahl als Lebensweg“ von Dan Millman, Verlag: Ansata

„The Secret“ & „The Power“ von Rhonda Byrne, Verlag: MensSana

„Rebell des Herzens – Warum es Zeit wird, mutig deinen Weg zu gehen“ von Siranus Sven von Staden, Verlag: Schirner

„Ich könnte alles tun, wenn ich nur wüsste, was ich will“ von Barbara Sher, Verlag dtv

„Aufgewacht! - Wie Sie das Leben Ihrer Träume finden“ von Angelika Gulder, Verlag: campus

„ Das Glücks-Virus“ von Robert Scheinfeld, Verlag: VAK

DVD „Die Gabe – Entdecke deine Bestimmung und lebe sie“ von Demian Lichtenstein und Shajen Joy Aziz, Verlag: Scorpio

DVD „What the Bleep do we (k)now? – Ich weiß, dass ich nichts weiß“, Verlag: Horizonworld

DVD „Awake – Ein Reiseführer ins Erwachen“ von Catharina Roland, Verlag: Trinity

DVD „Der Pfad des friedvollen Kriegers“ von Dan Millman, Verlag: Horizonworld

DVD „emotion", Verlag: Horizonworld

DVD „Der Film DEINES Lebens", Verlag: TriasPower

Thema Körper und Gesundheit

„Der Healing-Code" von Alexander Lloyd, Verlag: rororo

„Gesund in sieben Tagen: Erfolge mit der Vitamin-D-Therapie" von Dr. von Helden, Verlag: Hygeia

„Mit dem Herzen lächeln – 100 Wege, um 100 Jahre alt zu werden" von Li Zhi-Chang, Verlag: Heyne

„Dein Körper sagt: Liebe Dich – Die metaphysische Bedeutung von über 500 Gesundheitsproblemen mit ihren emotionalen, mentalen und spirituellen Ursachen" von Lise Bourbeau, Verlag: Windpferd

„Krankheit als Symbol" von Dr. med. Ruediger Dahlke, Verlag: C. Bertelsmann

„Die wundersame Leber- und Gallenblasenreinigung" von Andreas Moritz, Verlag: Vox

„Quantum Energy – Das Geheimnis außergewöhnlicher Veränderungen und Heilungen" von Siranus Sven von Staden, Verlag: Schirner

DVD „The Living Matrix – Heilweisen der Zukunft", Verlag: Koha

DVD „Heile dich selbst – Die besten und erfolgreichsten Selbstheilungsmethoden“ von Wolfgang T. Müller, Verlag: Horizon

Thema Transformation der Glaubensmuster

„Bring Licht ins Dunkel deiner Glaubenssätze“ von Siranus Sven von Staden, Verlag: Schirner

„Das Tao des Herzens“ von Safi Nidiaye, Verlag: Ullstein

DVD „The Shadow Effect – Echter! Freier! Glücklicher! Wie Sie Ihr verborgenes Potenzial ans Licht bringen“ von Debbie Ford, Verlag: TAO Cinemathek

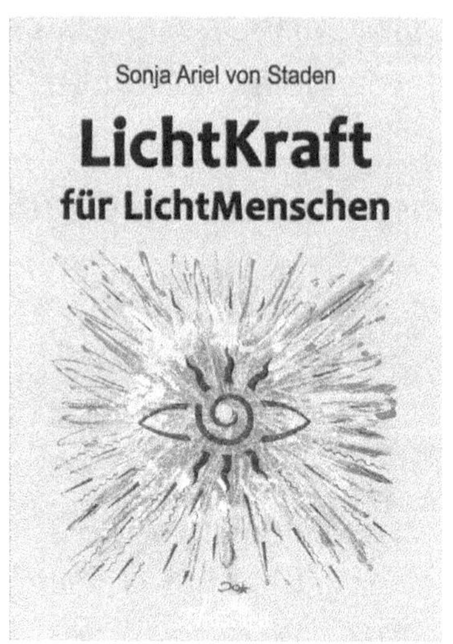

Sonja Ariel von Staden
LichtKraft für LichtMenschen
144 Seiten, A5, broschiert
ISBN 978-3-95531-194-0

Die LichtKraft ist eine auf Erden gerade erst erwachte Energie, die in dieser Zeit des Übergangs in das Neue Zeitalter für uns Menschen aktiv erfahr- und nutzbar wird. Sie ist pure schöpferische Intelligenz, die darauf wartet, von uns eingeladen zu werden, um uns zusätzliche Tatkraft, Klarheit, Gesundheit und Einheit mit Allem-was-ist zu schenken
Diese Energie ist magisch, leuchtend und nährend. Sie zu nutzen verstärkt unsere lichtvollen Seiten und hilft uns, unsere Schatten zu transformieren. Sie reinigt und nährt die Zellen, damit sie in der Zeit des Wandels gesund und entwicklungsbereit sind.
Ein spiritueller und ganzheitlicher Ratgeber mit vielen Übungen und Erklärungen für eine neue Form der Gesundheit auf allen Ebenen.

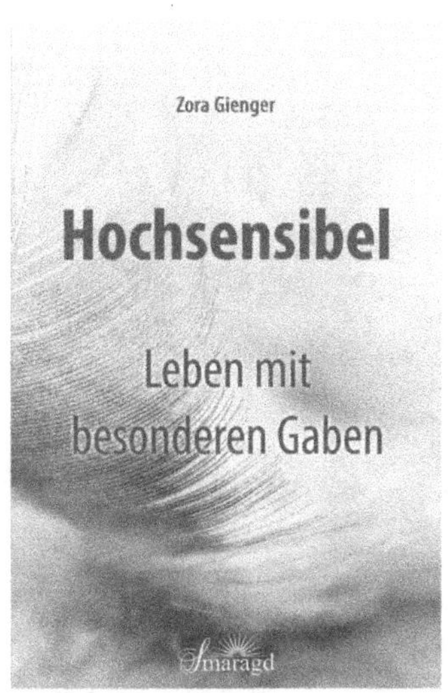

Zora Gienger

Hochsensibel – Leben mit besonderen Gaben

192 Seiten, A5, broschiert

ISBN 978-3-95531-182-7

Dieses Buch ist für alle, die hochsensibel, empathisch und medial sind, ein wichtiger Leitfaden, um Ordnung in die Vielfalt menschlicher Wahrnehmungen zu bringen, sich selbst besser verstehen zu können und seine Gaben wahrhaftig zum Wohl der Schöpfung zum Einsatz zu bringen.

Wer hochsensibel ist, bringt ganz besondere Gaben in die Welt. Doch allzu oft empfinden hochsensible Menschen diese als Last und fühlen sich von ihren Wahrnehmungen überfordert.

Es ist ein Segen, endlich zu wissen, wie die eigenen Gaben bewusst für fließende Heilenergie sorgen können, wie neue Energiefelder erschaffen werden und wie man sich selbst mit Hilfe von Heilmassagen helfen kann, um sich wohl, glücklich und erfüllt zu fühlen.

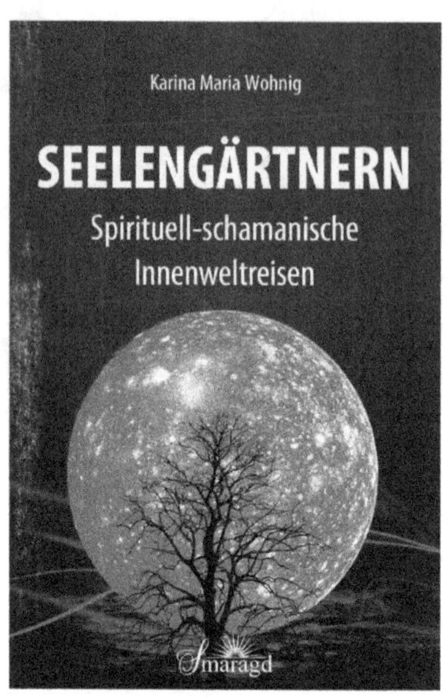
Karina Maria Wohnig
SEELENGÄRTNERN
Spirituell-schamanische
Innenweltreisen
Smaragd